Immunologie und Krebskrankheit

W0051531

Beiträge zur Krebstherapie

Immunologie und Krebskrankheit

Zur Therapie mit Iscador

Herausgegeben von Richard Wagner

Leonhard Haller
Peter Heusser
Markus Treichler
Richard Wagner
Otto Wolff

Urachhaus

Die Deutsche Bibliothek – CIP-Einheitsaufnahme
Immunologie und Krebskrankheit : zur Therapie mit Iscador /
hrsg. von Richard Wagner. Leonhard Haller ... – Stuttgart :
Urachhaus, 1993
   (Beiträge zur Krebstherapie ; Bd. 1)
   ISBN 3-87838-661-3
NE: Wagner, Richard [Hrsg.]; Haller, Leonhard; GT

ISBN 3 87838 661 3

Inhalt

Allgemeines Vorwort zur Reihe

Obwohl seit Jahrzehnten über die Ursachen der Krebskrankheit und die mögliche Therapie geforscht und gelehrt wird, sind die Erfolge der heutigen modernen Onkologie nur für wenige Krebsarten durchschlagend.

Dazu gehören z. B. bestimmte Formen der kindlichen Leukämien, das Hodenkarzinom, bestimmte Unterformen des Mammakarzinoms und des Lungenkarzinoms sowie der Morbus Hodgkin und das Ovarialcarcinom.

Bei vielen Krebsformen hat man jedoch den Eindruck, daß weder durch Operation noch durch die nachfolgenden Therapien wie Bestrahlung oder Chemotherapie die Überlebenszeit des Patienten wesentlich verlängert werden kann.

Die Überlebenszeit des Patienten bei einer menschenwürdigen Lebensqualität ist nach meiner Auffassung jedoch der einzige Parameter, an dem eine Therpie zu messen ist. Es ist weniger wichtig, ob der Patient eine Reduktion seiner Tumormanifestationen erlebt, wenn diese nicht unmittelbar mit einer Verlängerung der Überlebenszeit verbunden ist.

Wir haben heute Hinweise dafür, daß auch die Chemotherapie bei den epithelialen Tumoren nur in wenigen Fällen einen therapeutischen Effekt hat und die Überlebenszeit des Patienten eben gerade nicht verlängert wird.

Zugenommen haben die Schrecken der modernen Medizin in Form von Nebenwirkungen, so daß sehr viele Patienten ihre onkologische primäre oder sekundäre Therapie verlassen und sich alternativen Behandlungsmethoden zuwenden.

Das Feld der alternativen Behandlungsmethoden ist heute kaum noch überschaubar und reicht von Thymusextrakten, Spurenelementen, verschiedenen Diätformen, Ozontherapie bis hin zu Mistelextrakten.

Dem Verlag, den Autoren und mir als Herausgeber dieser Reihe ist es wichtig, zu verdeutlichen, welchen Beitrag die anthroposophisch erweiterte Medizin und damit die Mistel-therapie, die aus dieser Medizin hervorgegangen ist, in der heutigen onkologischen Therapie zu leisten vermag.

Ganz klar zu sagen ist, daß es sich hier nicht um eine on-kologische Alternativtherapie handelt, sondern daß die an-throposophisch erweiterte Medizin nur dann eine Erweite-rung sein kann, wenn sie die naturwissenschaftlich orien-tierte Medizin mit einschließt, aber aus einem erweiterten Menschenbild andere Therapieformen und andere Medika-mente zusätzlich oder als alleinige Therapie einsetzt.

Was verstehen wir nun unter anthroposophisch orientier-ter Medizin?

Hierzu möchten wir auf die folgende Definition zurück-greifen:[*]

Anthroposophische Medizin

Die anthroposophische Medizin ist die geisteswissenschaftli-che Erweiterung der naturwissenschaftlichen Medizin.

Sie stützt sich bei der Beurteilung von Gesundheit, Krank-heit und Heilung auf die physischen Gesetzmäßigkeiten, die von den Naturwissenschaften erfaßt werden, und berücksich-tigt gleichwertig die Gesetzmäßigkeiten von Leben, Seele und Geist in ihren gegenseitigen Abhängigkeiten. Physischer Leib,

---

[*] »Anthroposophische Medizin«: Gesellschaft anthroposophischer Ärzte in Deutschland, Trossinger Str. 53, 70619 Stuttgart.

Lebensorganisation, seelische Empfindungsorganisation und geistige Ich-Organisation sind gemäß der anthroposophischen Menschenkunde die vier Wesensglieder des Menschen.

Wesensglieder des Menschen

Physischer Leib	– unbelebt, stofflich, »mineralisch«
Ätherleib (Bildekräfteleib)	– Grundlage der Lebensorganisation, »pflanzlich«
Astralleib (Seele)	– Grundlage der Empfindungsorganisation und des Gefühlslebens, »tierisch«
Ich-Organisation	– Grundlage des individuell Geistigen, »menschlich«

Den mit den Sinnen direkt wahrnehmbaren physischen Leib haben Mensch, Tier und Pflanze in bezug auf Stoffe und Gesetze mit der leblosen mineralischen Welt gemeinsam.

Der wesentliche Schritt von der Anorganik des Mineralischen zur Organik aller lebenden Organismen ist das Ergebnis der Wirksamkeit der Lebensorganisation (Ätherleib), die eine Gestaltbildung durch Stoffwechsel, Wachstum, Regeneration und Fortpflanzung möglich werden läßt.

Die Empfindungsorganisation (Astralleib) als Träger von Trieben, Instinkten und gefühlshafter Innerlichkeit, die auch Eigenbewegung möglich werden läßt, haben Mensch und Tier gemeinsam.

Des Menschen Selbstbewußtsein und Selbstbeherrschung, die Möglichkeit, sich als Individualität zu begreifen, die der Welt erkennend und verantwortlich handelnd gegenübersteht, ist in seinem geistigen Wesenskern, dem Ich, begründet. Dieses ist die eigentlich menschliche, weil geistige,

Dimension, aus der heraus der Mensch Kultur schafft und lernend seine Biographie durchläuft.

Die genannte Vierheit bewirkt eine differenzierte funktionelle Gliederung des Menschen und die Grundgesetzlichkeit seines Wesens. Der physische Leib ist durch die natürlichen Sinnesorgane wahrnehmbar, die drei anderen Wesensglieder nicht. Sie können zunächst nur mittelbar an ihren Wirkungen im Bereich der sinnlichen Phänomene erkannt werden.

Das Zusammenwirken der Wesensglieder in der menschlichen Leiblichkeit bewirkt eine morphologisch-funktionelle Dreiheit von

– Nerven-Sinnes-System mit seinem Zentrum in der Schädelhöhle, aber funktionell in den ganzen Körper hineinwirkend,
– rhythmischem System mit seinem funktionellen Zentrum in der Brusthöhle sowie dem
– Stoffwechsel-Gliedmaßen-System, das funktionell alle Stoffwechselvorgänge und willkürlichen Bewegungsabläufe zusammenfaßt und sein Zentrum in den Stoffwechselorganen der Bauchhöhle und den Gliedmaßen hat.

Dieser leiblichen Dreigliederung entspricht eine seelische Dreigliederung des Menschen:

Nerven-Sinnes-System	– Träger des Denkens
Rhythmisches System	– Träger des Fühlens
Stoffwechsel-Gliedma-ßen-System	– Träger des Wollens

Diese dreigliedrige Ordnung wirkt sich im gesamten Organismus in Organsystemen, Organen, Geweben und Zellen sowohl morphologisch als auch funktionell aus und erfährt in jedem Lebensalter eine entsprechende Modifikation. Zwischen den beiden gegensätzlichen Polen Nerven-Sinnes-System und Stoffwechsel-Gliedmaßen-System vermittelt das rhythmische System und schafft Gesundheit im Sinne einer labilen, stets neu zu schaffenden Gleichgewichtslage, die einem harmonischen Zusammenwirken der Wesensglieder entspricht. Die Entgleisungen aus der gesunden Mittellage ergeben die vielfältigen Krankheitserscheinungen.

Diese Auffassung einer leiblich-seelischen Funktionsordnung, welche den ganzen Menschen als beseelt erkennt, ermöglicht eine umfassende Sicht auf physiologische, pathologische und therapeutische Probleme. Das Therapieziel ergibt sich aus der Aufgabe, den notwendigen Ausgleich der ungleichgewichtigen Kräftesituation wiederherzustellen.

Methoden

Die anthroposophische Medizin benützt naturwissenschaftliche und geisteswissenschaftliche Methoden. Die anthroposophischen Ärzte haben sich überzeugt, daß dafür neben einer konventionellen naturwissenschaftlichen Ausbildung eine auf Goethe zurückgehende goetheanistische Methodik zur Erfassung der Lebensprozesse und darüber hinaus eine meditative Fortbildung der Erkenntnisfähigkeit nowendig sind; diese hat Rudolf Steiner (1861–1925), der Begründer der Anthroposophie, als imaginative, inspirative und intuitive Erkenntnisschritte beschrieben. Die geisteswissenschaftlichen Forschungsergebnisse Steiners werden als Ausgangspunkt für vielfältige heutige Studien und Forschungsaufgaben der anthroposophischen Medizin angesehen. Die Erfahrungen der Naturheilweisen, Physiotherapie, Phytotherapie, Homöopathie, Psychotherapie und künstlerischer Therapien finden gemäß dem anthroposophischen Menschenbild und Naturverständnis dabei eine rationale Begründung.

Krankheitsverständnis und Heilverfahren

Zum Krankheitsverständnis und zur Heilmittelfindung ist eine Forschung erforderlich, die sich auf die oben angegebenen Methoden stützt. Für die Überleitung von der Pathologie zur Therapie ist dabei im konkreten stets die Frage zu klären, wie die oben beschriebenen Organisationssysteme und Wesensglieder bei einem kranken Menschen ineinandergreifen und mit welchem Heilmittel aus den drei Naturreichen oder durch welche vom Menschen selbst ausgeübte Tätigkeit eine Heilung des Patienten erzielt werden kann. Die Kenntnis von der Wesensverwandtschaft des Menschen mit den Naturreichen einerseits und mit den von ihm selbst ausgeübten Tätigkeiten andererseits sind dafür die notwendige Grundlage.

Für das Krankheitsverständnis der anthroposophischen Medizin ist es wesentlich, daß die leiblichen Veränderungen als Ausdruck der Seele und des Geistes verstanden werden, die sich in ihren Wechselbeziehungen durch Krankheit ebenso offenbaren können wie in den gesunden Äußerungen des Lebens und der Seele. Die psychiatrischen Krankheiten werden in einer differenzierten Entsprechung der oben genannten Leib-Seele-Beziehung auch in ihrem leiblichen Zusammenhang gesehen und behandelt. Unter diesen Aspekten werden auch die therapeutischen Maßnahmen innerhalb der anthroposophischen Medizin getroffen.

Dabei sind besondere Heilverfahren entstanden, wie
a) Heilmittel nach speziellen pharmazeutischen Herstellungsverfahren, wie sie auch im HAB festgelegt sind, oder für die Metalltherapie die Aufschließung der Substanzen durch Pflanzen (vegetabilisierte Metalle) oder die Anwendung rhythmischer wie auch anderer Prozesse bei der Herstellung besonderer Heilpflanzenzubereitungen, deren bekanntestes Beispiel die Herstellung von Mistelpräparaten zur Therapie von Tumorerkrankungen ist.

b) Verfahren für äußere Anwendungen, wie z. B. Metallsalben, rhythmische Einreibungen und Massagen, Öldispersionsbäder.

c) Heileurythmie als eine von Rudolf Steiner begründete Bewegungstherapie sowie die künstlerischen Therapien: Plastisch-therapeutisches Gestalten, Maltherapie, Musiktherapie und Sprachgestaltung als Therapie. Sie alle beziehen den Patienten zu einer aktiven, engagiert übenden Mitwirkung in seinen Gesundungsprozeß mit ein.

d) Eine auf dem anthroposophischen Menschenbild und Krankheitsverständnis begründete Psychotherapie, die sich an der geisteswissenschaftlichen Biographik und an der sich aus dem Leib zum Geistigen hin bewegenden seelischen Entwicklung orientiert.

Krankheitsverständnis und Heilmittelerkenntnis nach der anthroposophisch-medizinischen Methode sind in den Grundzügen dargestellt in dem Buch, das Rudolf Steiner in Zusammenarbeit mit Dr. med. Ita Wegmann geschrieben hat: »Grundlegendes für eine Erweiterung der Heilkunst nach geisteswissenschaftlichen Erkenntnissen« (1925, 6. Auflage, Dornach 1984).

Aus dem Vorgesagten geht hervor, daß es sich bei der anthroposophisch erweiterten Medizin nicht nur um die Misteltherapie handeln kann, sondern daß aus dem erweiterten Menschenbild und Menschenverständnis auch andere Therapieformen, wie z. B. die künstlerische Therapie, hinzukommen müssen, damit von einer anthroposophisch erweiterten Tumortherapie gesprochen werden kann.

Nur durch die Behandlung des ganzen Menschen als Einheit von Leib, Seele und Geist kann eine Gesundung auch bei einem tumorkranken Patienten erfolgen.

Richard Wagner

13

Vorwort zum Band I:
Immunologie und Krebskrankheit

Viele Beiträge dieses vorliegenden Bandes »Immunologie und Krebskrankheit« basieren auf einer wissenschaftlichen Fortbildungstagung für Ärzte, die am 20. 1. 1990 vom ›Verein für Krebsforschung Stuttgart‹* in Zusammenarbeit mit der ›Gesellschaft anthroposophischer Ärzte in Deutschland‹* in München durchgeführt worden ist.

Jeder Autor im vorliegenden Band ist für seinen Beitrag selbst verantwortlich. Da die verschiedenen Aspekte der Krebskrankheit so vielfältig und unterschiedlich sind, ist es nicht möglich, in allen Punkten eine einheitliche Meinung herzustellen. Oft ist dies auch nicht erwünscht, da gerade dadurch die Diskussion belebt wird. Jeder Beitrag hat persönlichen Charakter und stimmt nicht immer mit der Meinung der ›Gesellschaft anthroposophischer Ärzte‹ bzw. des ›Vereins für Krebsforschung‹ überein.

Bedanken möchten wir uns bei der Weleda AG, Schwäbisch Gmünd. Hier speziell dem ärztlichen Direktor Herrn Dr. Olaf Titze und seinem für diese Tagung verantwortlichen Außendienstmitarbeiter Herrn Horst Feller, die die Durchführung dieser Tagung erst möglich gemacht haben.

---

* Verein für Krebsforschung e. V., c/o Dr. Richard Wagner, Kirchheimer Str. 49, 70619 Stuttgart.
** Gesellschaft anthroposophischer Ärzte in Deutschland, Trossinger Str. 53, 70619 Stuttgart.

Dem Verlag Urachhaus, hier Herrn Johannes Mayer und Frau Roswitha von dem Borne, sei für die Initiative der Verlegung dieser Reihe und dieses speziellen Bandes und die hervorragende verlegerische Betreuung herzlich gedankt.

Es sei darauf hingewiesen, daß dieser Band selbstverständlich nicht alle Aspekte zu diesem Thema abdecken kann, deswegen ist im Anhang auf weiterführende Literatur verwiesen.

Richard Wagner

Einleitung

1923 fand der Amerikaner Roy Lee Moodi die Skelettreste eines Dinosauriers, die zeigten, daß dieses Urtier vor 50 Millionen Jahren an einer bösartigen Knochengeschwulst litt, lange bevor die ersten Menschen überhaupt die Erde besiedelten.

Seit dieser Zeit, vielleicht noch länger, ist die Krebskrankheit auf unserer Erde bekannt und die Geschichte der Onkologie hat in diesem Zeitraum zahlreiche verschlungene Wege durchgemacht. Erkenntnisse sind gefunden, viele therapeutische Wege versucht und wieder verworfen worden, und trotz aller modernen Chemie, trotz aller modernen Operationstechniken und Bestrahlungsarten ist der durchschlagende Erfolg der Krebstherapie bislang ausgeblieben.

Vor 500 000 Jahren erkrankte ein Mensch des Neolithikums an einer Krebsgeschwulst des Nasen-Rachenraumes, und um 1700 v. Chr. wurde zum ersten Mal ein Brustkebs beschrieben.

Aus der Geschichte der Medizin kennen wir die verschiedenen Ansichten berühmter Ärzte des Altertums wie Paracelsus, Descartes oder Johannes Müller.

Johannes Müller leitete mit seiner Abhandlung »Über den feineren Bau und die Form der krankhaften Geschwülste« um 1838 eine Revolution in der wissenschaftlichen Krebsforschung ein. Sein Schüler Rudolf Virchow vollendete dies 1858 mit seiner »Zellularpathologie«.

Seit dieser Zeit richtet sich der Blick der Medizin auf die

einzelne Krebszelle und hat spätestens seit dieser Zeit den gesamten Menschen als Einheit von Leib, Seele und Geist aus dem Gesichtsfeld verloren.

Die Krebskrankheit ist reduziert worden auf die Vermehrung einzelner Tumorzellen, die auseinander entstehen (omne cellula e cellula). Vernachlässigt worden sind alle äußeren und inneren Bedingungen, die eine Krebskrankheit braucht, um im Menschen zum Ausbruch zu kommen.

Die rasante Entwicklung der technischen Medizin von der ersten Krebsoperation unter Äthernarkose durch J. C. Warren 1846 über die grandiosen therapeutischen Eingriffe von Billroth bezüglich der Magenkrebsoperationen bis hin zur Entdeckung der Röntgenstrahlen durch Wilhelm Röntgen 1895 führte zu immer mehr operativen Techniken und diagnostischen Methoden, die nur den physischen Leib des Patienten zum Ziel hatten.

Lange Zeit wurden auch die Abwehrkraft des Menschen und die Einflüsse seiner seelischen Konstitution belächelt und ein Zusammenhang zwischen Immunologie und Krebskrankheit völlig geleugnet.

Diese Situation hat sich grundlegend gewandelt. Die Tumorimmunologie hat sich aus elementaren Anfängen zu einem Expertenfach entwickelt. Auch die Psychoonkologie hat sich als Fachgebiet etabliert und den Begriff der »Psychoneuroimmunologie« entwickelt. Es sind eine ganze Reihe psychotherapeutischer Konzepte entwickelt worden. Psychotherapie gegen Krebs ist nicht länger nur ein Schlagwort.

Nach unserer Auffassung kann aber auch eine Psychotherapie allein gegen die Krebskrankheit nichts ausrichten, solange Krebszellen im Körper vorhanden sind.

Sicher ist jedoch auch, daß das alleinige physische Entfernen des Karzinoms, z. B. durch eine Operation, ebenfalls nicht ausreicht, um von einer Heilung der Krebskrankheit sprechen zu können.

Deshalb muß nach unserer Ansicht eine psychische Betreuung des Patienten begleitend oder anschließend an die Primärtherapie erfolgen.

Auch die Versuche der immunologischen Behandlung von Krebserkrankungen haben deutlich zugenommen. Die Kenntnisse der Tumorimmunologie mit der immer weiteren Erforschung der einzelnen immunkompetenten Zellen und der von diesen gebildeten verschiedenen Faktoren hat zu einem riesigen Fachgebiet geführt, das für den einzelnen niedergelassenen Arzt kaum noch zu durchschauen ist. Deshalb ist es auch Anliegen dieses Buches, hier aufzuzeigen, welche immunologischen Untersuchungen für die Praxis und für die Therapie relevant und für die bessere therapeutische Einstellung wichtig sind.

Rudolf Steiner hat 1920 einem ihm verbundenen Ärztekreis den Hinweis gegeben, daß es sich bei der Mistel um ein Krebsheilmittel handle. Zum damaligen Zeitpunkt gab es weder immunologische Untersuchungen, statistische Auswertungen oder biochemische Analysen. Trotzdem wird seit dieser Zeit die Mistel als Krebsheilmittel eingesetzt, zunächst in Form des Präparats Iscador, nachfolgend auch durch verschiedene andere Mistelpräparate. (Helixor, Viscum Abnoba, Iscucin, Vysorel)

Schon seit Beginn der Misteltherapie wurde über eine Verbesserung der Abwehrkraft der Patienten berichtet. Das auffälligste Leitsymptom war dabei immer gewesen, daß die Patienten unter der Einnahme von Mistel-Präparaten kaum noch Infekte im Sinne von Viruserkrankungen durchmachten.

Die immunologischen Wirkungen der Mistelpräparate sind vielfach untersucht und in vielen Veröffentlichungen dargestellt worden.

Zusammenfassend kann man ihre Wirkung auf das Immunsystem wie im Folgenden skizzieren:

1. Stimulierende Wirkung auf Thymus und Milz
2. Stimulierende Wirkung auf die T-Lymphozyten
3. Wirkung auf B-Lymphozyten bzw. auf die humorale Immunantwort
4. Wirkung auf die Gesamtlymphozytenzahl
5. Stimulierende Wirkung auf die Natural Killerzellaktivität und auf das körpereigene Interferon
6. Wirkung auf die neutrophilen Granulozyten
7. Wirkung auf die Funktion der Granulozyten und auf Makrophagen und Monozyten
8. Wirkung auf basophile Granulozyten, Mastzellen und eosophile Granulozyten
9. Wirkung auf die peritumorale Reaktion des Organismus

Wir wollen im Folgenden versuchen, einen Einblick in das Immunsystem zu geben und Wirkorte und Wirkungsweise der Misteltherapie darstellen.

Nach einer Einführung in das Immunsystem (Otto Wolff) zeigt Leonhard Haller die Anschauung der anthroposophisch erweiterten Medizin über das immunologische System im Spiegel der menschlichen Dreigliederung.

Markus Treichler stellt die Wichtigkeit der psychischen Betreuung und Führung des Patienten dar. Peter Heusser wird die grundsätzlichen Probleme der modernen Mistelforschung in bezug auf die neueren Erkenntnisse der Onkologie darstellen. Die praktische Anwendung immunologischer Laborparameter zur Einstellung der Therapie und die Kombination verschiedener immuntherapeutischer Verfahren zeigt Richard Wagner im praktischen Teil.

Bezüglich der heute vorliegenden klinischen Studien, zum Teil retrospektiv, zum Teil prospektiv und randomisiert sei auf das Literaturverzeichnis verwiesen. Es würde den Rahmen dieses Buches sprengen, alle Arbeiten und deren Aussagen aufzuzeigen. Festzustellen ist, daß heute weit über 20 klinische Studien bezüglich der Wirksamkeit der Misteltherapie an verschiedenen Kliniken im In- und Ausland durchgeführt worden sind und die therapeutische Wirkung bestätigen.

Wichtig ist uns aber auch die praktische Erfahrung vieler Hausärzte, die die aus der Primärtherapie entlassenen Patienten onkologisch weiterversorgen und die vielfältig positive Erfahrungen hinsichtlich der Lebensqualität und Lebensverlängerung ihrer Patienten unter dem Einfluß der Mistelpräparate festgestellt haben.

Für den Einstieg in die Misteltherapie ist die Kenntnis über die genaue Anwendung der verschiedenen Präparate unabdingbar, da nur dann von einer Wirksamkeit ausgegangen werden kann, wenn die Therapie richtig durchgeführt wird. Aus dieser Verantwortung für die Mistelpräparate entstand auch dieses Buch, das interessierten Kollegen einen Einstieg in die Misteltherapie geben soll, um die Therapie für den einzelnen individuellen Patienten optimal einstellen zu können.

Da in einem einzelnen Band nicht alle Aspekte erschöpfend dargestellt werden können, werden weitere Bände in dieser Reihe folgen, um einzelne Gesichtspunkte genauer auszuarbeiten.

Richard Wagner

Das Immunsystem des Menschen

Otto Wolff

Das Immunsystem des Menschen steht heute im Vordergrund der medizinischen Forschung, vor allem durch die Untersuchungen über AIDS, die viele Einzelheiten über die beteiligten Zellen, ihr Zusammenwirken, Reaktion auf Infektion und Abwehr usw. brachten. Dabei hat man weitgehend übersehen, daß eine Störung bzw. Schädigung des Immunsystems auch bei vielen anderen Krankheiten vorliegt, z. B. auch beim Krebs. Der Paradigmawechsel gerade in dieser Beziehung verlief bzw. verläuft ohne Dramatik, obwohl diese gegeben sein müßte. Sah man früher den »Krebs« als örtliche Erkrankung an, begrenzt auf die erkrankten Zellen, also als zelluläres Problem, so richtet sich heute mehr das Augenmerk auf den ganzen Organismus, die Krebskrankheit – und damit das Immunsystem. Daß sich daraus weitreichende Konsequenzen für die Therapie ergeben im Sinne eines Ansatzes am gesamten Organismus, statt nur am Tumor, ist zwar logisch, findet aber noch kaum Eingang in die Praxis.

Was ist das Immunsystem? Wer bildet es aus und steht dahinter? Genau diese Fragen werden zumeist verdeckt durch eine kaum noch überschaubare Menge von Einzeltatsachen, die heute erforscht sind. Diese zeigen aber immer nur den Weg auf, d. h. das *Wie* des Geschehens. Gerade die Fülle der Einzelheiten kann aber die wichtigeren Fragen des *Warum* und *Wer* verdecken. Trotzdem zeigen die vielfältigen Ergebnisse des Zusammenwirkens von Organen, Zellen, Eiweißen und anderen Substanzen ein im höchsten Grade weisheitsvolles System innerhalb des menschlichen Organismus, das natürlich einen Sinn hat, der nicht nur vordergründig einer Gesundheit dienen kann.

Erkennt man die Weisheit an, die solch einem ausgeklügelten System zugrunde liegt, wird man nicht bei einem »Irrtum des Stoffwechsels« oder einer banalen »Fehlsteuerung« stehenbleiben können, um »Störungen des Systems« zu verstehen.

Es ist durchaus bekannt, daß der Sinn des Immunsystems darin liegt, das »Selbst« gegenüber einem Fremden, also einem »Nicht-Selbst« abzugrenzen und zu schützen. Weshalb kann aber dann solch eine an sich sinnvolle Maßnahme tödlich sein wie im anaphylaktischen Schock oder überschießend wie bei der Allergie oder auch schwach sein, bzw. nicht reagieren wie beim Krebs?

Hierzu muß zunächst die Frage geklärt werden, was ist in Wirklichkeit das »Selbst« im Gegensatz zum »Nicht-Selbst«? Konkret ist mit Selbst die Individualität des Menschen gemeint, sein geistiges Wesen, das Ich. Dieses muß sich zur Individualisierung nicht nur mit der Umwelt, sondern auch mit anderen Menschen auseinandersetzen, d. h. abgrenzen. Diese Abgrenzung ist nötig zum Erhalten des Eigenwesens. Daraus kann aber auch verständlich werden, warum bei niederen Tieren ein Immunsystem so gut wie nicht vorhanden ist: diese sind gegenüber der Umwelt weit weniger abgegrenzt als höhere Tiere oder gar der Mensch. Ja, auch höhere Tiere sind bis zu einem gewissen Grade noch Teil der Welt, während der Mensch dieser gegenübersteht, sich mit ihr auseinander-setzen muß, mit ihr im Gleichgewicht leben sollte, sie aber auch fördern und schädigen kann. Darauf beruht die Problematik, daß der Mensch z. Zt. der größte Schädling auf der Welt ist.

Diese Auseinandersetzung läßt sich bis in Einzelheiten

verfolgen: die Körpersubstanz von Tier und Mensch ist in der Hauptsache Eiweiß. Dieses bildet zunächst die Grundlage für Lebensprozesse, also biologische Vorgänge, wie sie auch in der Pflanze stattfinden. Deren Lebensgrundlage sind Kohlenhydrate. Tier und Mensch benötigen aber eine Erweiterung dieser Grundlage für die über das biologische Leben hinausgehende Wirksamkeit von Seele und Geist; dies ist das Eiweiß, das deshalb artspezifisch gebildet wird.

Deshalb bilden alle Katzen Katzeneiweiß, die Hunde Hundeeiweiß usw. – Der Mensch bildet aber nicht nur Menscheneiweiß, sondern dieses wird hochgradig zusätzlich individualisiert, was man an der Differenzierung in Blutgruppen, Untergruppen usw. sehen kann. Man kann deshalb mit Recht sagen, daß jeder Mensch sein individuelles Eiweiß bildet. Trotzdem ist dies keine bleibende Eigenschaft. Das Eiweiß eines Säuglings oder dreijährigen Kindes muß notwendigerweise anders sein als dasjenige eines dreißigjährigen oder achtzigjährigen Menschen. Es tritt nicht nur eine Alterung, sondern eine Weiterentwicklung im Sinne höherer Differenzierung ein.

Daß es letztlich das Eiweiß ist und nicht etwa das Gehirn, in dem der Mensch mit seinem Wesen als geistige Individualität verbunden ist, zeigt der alte Ausdruck der Inkarnation (caro, carnis lat. das Fleisch). Man wußte in früherer Zeit, daß sich mit dem ersten Atemzug der Mensch eben im Fleische inkarniert, d. h. mit dem Eiweiß verbindet, dessen typischer Repräsentant das Fleisch ist. Im entsprechenden Sinne muß sich das Eiweiß mit der Entwicklung, d. h. Individualisierung des Menschen ändern. Mit anderen Worten, der mütterliche bzw. väterliche Eiweißanteil muß im Laufe der Entwicklung verändert, individualisiert werden.

Was geschieht, wenn dieser Prozeß nicht richtig verläuft? Ein scheinbar banales Beispiel kann dies erläutern: Die Katze frißt Mäuse, d. h. sie nimmt Mäuseeiweiß auf. Dieses muß im Magen-Darmkanal bis zu Aminosäuren abgebaut werden und kann erst danach zu Katzeneiweiß um- bzw. neugebildet werden. Würde dies nicht geschehen, so müßte im Laufe der Zeit oder der Zeiten die Katze aus Mäuseeiweiß bestehen. Die notwendige Folge wäre, daß sich damit auch die ganze Wesensart der Katze in diejenige einer Maus verändern müßte, da – wie wir gesehen haben – das Wesen mit dem Eiweiß verbunden ist. Diese Umwandlung verhindert die Funktion des Magen-Darmkanals, den man durchaus zum Immunsystem rechnen kann. (Im Darm der Vögel befindet sich die Bursa Fabricii, die immunologische Aufgaben besitzt; ihr entspricht das Lymphsystem des Darmes bei Säugetieren und Mensch.) Versagt dieses abbauende System, so kann das nicht abgebaute Eiweiß in den späteren Darmabschnitten zu Fäulnisprozessen führen. Sofern jedoch das Fremdeiweiß resorbiert wird, darf es von dem Organismus nicht akzeptiert werden, sondern wird jetzt mit Hilfe von Entzündungsprozessen und Histamin abgebaut: es tritt die allergische Reaktion auf. – Prinzipiell derselbe Vorgang findet statt, wenn ein natives Eiweiß parenteral appliziert wird: dann muß der Organismus Abbauvorgänge, die eigentlich im Magen-Darmkanal stattfinden sollten, nunmehr innerhalb des Organismus durchführen. Darauf ist er nicht eingerichtet, sondern entwickelt dieses »Verfahren« erst. Deshalb bleibt die erste Injektion von Eiweiß reaktionslos, jedoch bei der zweiten kann eine anaphylaktische Reaktion auftreten, weil nunmehr der Organismus sensibilisiert ist, es »gelernt« hat, das Fremdeiweiß sofort abzubauen. Bei diesem Abbau können toxische Produkte entstehen, die wiederum die anaphylaktische Reaktion auslösen. Gewiß kann diese Reaktion tödlich verlaufen. Dies zeigt aber nur, mit welcher Vehemenz der Organismus sich gegen Fremdeiweiß wehrt. Immerhin aber ist die Injektion eine Umgehung der physiologischen Aufnahme von Eiweiß. Dazu ist der Organismus von sich aus nicht eingerichtet, kann sich aber dem anpassen. Primär ist die unphysiologische Applikationsart.

Es ist nun sehr aufschlußreich, daß diese Reaktionen gegen Fremdeiweiß bei niederen Tieren nicht oder kaum vorhanden sind, wohl aber bei höheren Tieren. Das entsprechende Verhältnis liegt beim Neugeborenen gegenüber dem Erwachsenen vor: das neugeborene Kind besitzt noch kein wirklich funktionierendes Immunsystem, weshalb es die Immunkörper von der Mutter aufnimmt (passive Immunisierung). Dies wird verständlich, wenn man berücksichtigt, daß nur beim Menschen eine Individualisierung eintritt, nicht jedoch beim Tier, da dieses nicht über den individualisierenden Geist verfügt. Gerade wegen dieser Ich-Spezialisierung kann und muß der Mensch ein hochempfindliches Immunsystem ausbilden: es schützt letztlich seinen Geist, seine Individualität, ist also nur sekundär ein körperliches Geschehen bzw. ist letzteres auf erstere hin veranlagt.[1]

Es handelt sich also beim Immunsystem um die Auseinandersetzung der Menschen mit der Umwelt auf organischer Ebene. Dabei kommt es auf eine Gleichgewichtsfindung an. Der Mensch ist selbstverständlich auf die Umgebung angewiesen: er benötigt Nahrung, Luft, Sinneseindrücke u. a. Diese dürfen aber nicht unverändert in das Innere eindringen, sonst würden sie das Selbst, dessen Schutz die Aufgabe des Immunsystems ist, umgehen und dem Menschen ihre, d. h. eine ihm fremde Gesetzmäßigkeit aufzwingen.

Eine Schwäche des Immunsystems besagt also, daß der Organismus Fremdwirkungen oder Fremdsubstanzen »gestattet«, in ihn einzudringen. Geschieht dies, so kann er sich nur noch im intermediären Stoffwechsel mit Hilfe von Entzündung und Ausscheidungsvorgängen (Histaminproduktion, Hautausschlag!) dagegen wehren, was als allergische Reaktion auftritt. Eine dabei auftretende scheinbare Überreaktion (Hyperergie) ist also bereits die zweite Stufe, der eine Immunschwäche insofern vorausgeht, als der Organismus nicht (mehr) über ausreichende physiologische Abwehrvorgänge verfügt. Deshalb setzt sekundär die Alarmstufe Allergie ein.[2]

Tatsächlich ist das erwähnte Verhältnis zwischen Selbst und Umwelt in zweifacher Weise gestört: die Immunschwäche setzt äußeren Einflüssen nicht genügend Widerstand entgegen; es kommt z. B. zu Infektionen oder Allergien. Andererseits ist tatsächlich die Umwelt in gewisser Weise stärker geworden: Die bekannte weltweite Zunahme der Umweltgifte und ihre wachsende Aggressivität vom sauren Regen bis zu radioaktiver Verseuchung (Atombombentests, Tschernobyl) zeigt die anwachsende äußere Gefahr.

Beim Karzinom liegen dieselben Verhältnisse vor: Prinzipiell sind die Zellen auf Wachstum veranlagt, was selbstverständlich eine Notwendigkeit ist. Wenn sich die Ganzheit des Organismus nicht gegenüber der berechtigten Wachstumstendenz des Zellwesens durchsetzt, dann kommt es zu einem hemmungslosen Wachstum, das sich nicht mehr den Gesetzen des Organismus, ja selbst des Organs unterordnet. Das Ergebnis ist ein infiltrierendes rücksichtsloses Wachstum, das Karzinom. Dieses ist ein lebender Fremdkörper, der nicht von den Kräften des ganzen Organismus durchdrungen ist und »nur noch« biologische Wachstumstendenzen auslebt. Auch hier: ein gestörtes Gleichgewicht, eine Schwäche des Immunsystems, eine Anergie, mangelnde Abwehr.

Daß tatsächlich solch ein lebendiger Fremdkörper das seelisch-geistige Leben des Trägers modifizieren kann, wird zwar als »Krebspsyche«, als psychosomatische Krankheit immer mehr anerkannt. Verständlich wird dies jedoch, wenn man davon ausgeht, daß der Organismus, und zwar insbesondere das Eiweiß Träger der Individualität des Menschen ist; in diesem lebt er. Die Fremdwirkungen beim Karzinom kann der Patient als »Harm« empfinden, daher wirkt ein Krebspatient oft verhärmt, depressiv, erstarrt, weil sein Erleben durch das »starre« Fremdeiweiß des Karzinoms beeinflußt wird, das aber nicht zu seinem Wesen gehört. Diese Zusammenhänge haben Konsequenzen bis in die Therapie, die auf eine Stärkung des Selbst gegenüber Fremdwirkungen eingehen muß.

Wie immer bei einer Therapie sollte diese beginnen mit dem Ausschalten oder Begrenzen der negativen Wirkungen. Von diesen können in diesem Zusammenhang nur genannt werden: die Angst und der Egoismus.

Es ist ohne weiteres einzusehen, daß *Angst* eine Enge bedeutet, ein Zurückziehen des Selbst, also des geistigen Wesens des Menschen ins Innere. Die Grenze zur Umwelt wird vernachlässigt; Fremdsubstanzen können eindringen, was zur allergischen Reaktion führt. Aber auch die »innere Umwelt« kann vernachlässigt werden: das Selbst zieht sich partiell aus Organen oder Gebieten zurück, so daß die zelluläre Wachstumstendenz unbeherrscht bleibt, selbständig wird und sich dem Organismus entfremdet. *Egoismus* täuscht in den meisten Fällen eine Stärke des Ich, also des geistigen Wesens des Menschen vor. Egoismus ist aber stets eine Überwertung der eigenen Persönlichkeit, mit der Folge einer Rücksichtslosigkeit gegenüber der Umwelt; das Gleichgewicht ist gestört, der Mensch isoliert sich. Eine egoistische Lebenshaltung bedeutet also eine Schwächung des Selbst, letztlich des Immunsystems.

Selbstverständlich würden diese Zusammenhänge nähere Ausführungen erfordern. Es sei nur darauf hingewiesen, daß dies nicht so zu verstehen ist, als ob der Krebspatient ängstlich und egoistisch sei, es handelt sich dabei vielmehr um menschheitliche Impulse, die als *weltweite* Tendenz zu einer Schwächung des Immunsystems führen, was sich wieder verschiedentlich äußern kann, wie erwähnt z. B. in Allergie, Krebs, Anfälligkeit gegen Infektionen, AIDS u. a. »Abwehrschwächen«. Im Sinne einer Stärkung des Immunsystems wirken alle geübten Auseinandersetzungen mit der Umwelt wie z. B. insbesondere die Kinderkrankheiten, aber auch alle fieberhaften Krankheiten, die, sofern sie »richtig« ablaufen, ein Training des Immunsystems bedeuten. In späteren Jahren ist dies durch eine richtig dosierte, d. h. vorsichtig ansteigende Misteltherapie möglich. Auf seelisch-geistigem Gebiet wirkt in diesem Sinne die eigene Aktivität und eine sinnvolle Verbindung mit der Umwelt. D. h. statt Ausbeutung der Natur, Ertragssteigerung und ähnlichen Zielen, die doch nur egoistischen Impulsen dienen, das Eingehen auf die Besonderheiten der Pflanzenwelt, der Bedürfnisse der Tiere, der Mitmenschen usw. Dadurch ergeben sich im weitesten Sinne prophylaktische Möglichkeiten zur Stärkung des Immunsystems.[3]

1 Wolff, O. »Das Immunsystem – ein geistiges Problem« in M. Zilch (Hrsg.) Immunologie im Spannungsfeld indiv. Disposition u. Exposition. Gräfelfing 1992
2 Wolff, O. »Das Rätsel der Allergie«, Soziale Hygiene Nr. 134 Bad Liebenzell 1988
3 Wolff, O. »Das Immunsystem – stärkende und schwächende Einflüsse«, Erfahrungsheilkunde 1992, S. 807–809
Weiterführende Literatur: Husemann/Wolff: »Das Bild des Menschen als Grundlage der Heilkunst«, Bd. I–II. Stuttgart 1990–1991

Das immunologische System im Spiegel der menschlichen Dreigliederung

Leonhard Haller

Die vorstehenden Beiträge zeigen, daß es sich im anthroposophisch medizinischen Bemühen nicht um eine Opposition gegen die wissenschaftliche Methodik der Gegenwart handelt, sondern darum, daß diese im Gegenteil »in ihren Prinzipien voll anerkannt wird«. Es ist sogar die Forderung Rudolf Steiners, daß nur derjenige anthroposophisch medizinische Inhalte verwenden sollte, »der im Sinne dieser Prinzipien vollgültig Arzt sein kann«.

Als ein zentrales Forschungsergebnis bezeichnet Rudolf Steiner die Erkenntnis einer Korrespondenz zwischen der leiblichen Dreigliederung des Menschen auf der einen Seite und den Seelentätigkeiten Denken, Fühlen und Wollen auf der anderen Seite. Diese Idee der Dreigliederung des Menschen ist physisch zunächst unsichtbar, doch sie erscheint uns, wenn wir sie einmal gedacht haben, bei der Betrachtung der einzelnen Leibesbereiche in den verschiedensten morphologischen und funktionellen Variationen. Die Idee der Dreigliederung ordnet die menschliche Gestalt in ein Nerven-Sinnes-System, in ein dazu polar orientiertes Stoffwechsel-Gliedmaßen-System und in ein diese gegensätzlichen Regionen verbindendes rhythmisches System. Diese zunächst abstrakt erscheinende Idee der dreigegliederten Menschenorganisation kann eine fundierte Grundlage zum Verständnis physiologischer und pathophysiologischer Veränderungen im Menschen vermitteln. Sie kann auch eine fundierte Grundlage im Umgang mit der Misteltherapie bei der Krebserkrankung werden. Hierfür ist dann allerdings ein intensives Studium der anthroposophischen Menschenkunde unabdingbare Voraussetzung.

Bevor im speziellen auf das immunologische System geblickt wird, ist es notwendig, in einfacher beschreibender Form die Wesenszüge der Dreigliederung leiblicher Vorgänge darzustellen. Nur so kann ein Fundament entstehen, von dem aus die Eigenschaften immunologischer Bausteine interpretierbar werden. Was zeichnet das Nerven-Sinnes-System, was zeichnet das Stoffwechsel-Gliedmaßen-System, und was zeichnet die rhythmische Organisation aus?

Der Mensch tritt durch seine Nerven-Sinnes-Organisation in eine Wechselbeziehung zur Umwelt. Der Sinnesimpuls pflanzt sich als Wahrnehmung aus der Körperperipherie über Nervenbahnen ins Innere des Leibes fort und verwandelt sich hier durch die Kraft des Denkens, die sich der Wahrnehmung entgegenstellt, in einen Begriff, in eine Vorstellung. Eine wichtige Voraussetzung für die Klarheit der Gedanken ist dabei die Abgeschlossenheit und Ruhe im Haupt. Keine Zelle unseres Organismus zeigt soviel Ruhe und Abgeschlossenheit wie die Nervenzelle. Sie ist von einem Außenskelett umgeben und hat als einziges Zelltyp ihre Teilungsfähigkeit als Ausdruck der in ihr vorhandenen Ruhekräfte verloren. In dieser Ruhe prägt die Nerven-Sinnes-Organisation Verhärtung und Leblosigkeit, ja bis zu einem gewissen Grade eine mineralisch-erdische Todessignatur. Das heißt, der Fähigkeit zum Bewußtsein opfern wir eine vitalisierende regenerierende Lebensdynamik. Ein typisches Beispiel kann das Gesagte verdeutlichen. Betrachtet man den embryonalen Entwicklungsprozeß des Auges: das wichtigste Stützgerüst des Augapfels ist der Glaskörper. Er ist während der embryonalen Leibesentwicklung von einem feinen, netzartig ausgebreiteten Adersystem durchzogen – den Hyaloidgefäßen. In dieser Entwicklungsphase, in der der Blutstrom das Auge bildet – im Auge wirkt –, ist das Sinnesorgan funktionsunfähig, es ist blind. Das Blut selbst verhindert die Sehmöglichkeit. Erst um die Geburt herum verkümmert dieses Gefäßsystem, und so entsteht schließlich ein mineralisch irdischer, kristallverwandter Glaskörper, dem praktisch kein Leben mehr eigen ist, als Voraussetzung für eine adäquaten Sehmechanismus. »Ersterbendes Leben« nennt Rudolf Steiner das Sinnesleben. *Das ist die eine Seite.* Sie ließe sich durch die Betrachtung der übrigen Sinnesorgane ergänzen. Polar dazu zeigt sich in den Organen und Zellen des Stoffwechsels – wie z. B. in der Leber oder in der Regenerations- und Sekretionsleistung des Verdauungssystems – ein aktiver Verbrennungsprozeß, in dem die Wärme als Willenspotenz durch Stoffwechselleistung entsteht, als Grundlage für die Bildung und Erhaltung der physischen Leiblichkeit. Jedes zelluläre Gestaltungs- und Erhaltungsprinzip geschieht aus dieser stoffwechselgeprägten bildenden Lebens-Wärme-Dynamik.

Blut und Nerv sind bis in die physiologischen Erscheinungsbilder hinein Polaritäten. Diese Polarität ist Grundlage für das Nerven-Sinnes-System auf der einen, und das Stoffwechsel-Gliedmaßen-System auf der anderen Seite.

Vermittelnd zwischen diesen beiden, sich stets abwechselnden Gegensätzlichkeiten von denkender Bewußtseinskraft im Nerven-Sinnespol und Willenspotenz im Stoffwechsel tritt das rhythmische System – die Welt des Gefühls – mit seinen typischen Repräsentanten, dem Kreislauf- und Atmungssystem. Ob Inspiration oder Exspiration, ob Systole oder Diastole – die Dynamik dieser Organe lebt in der Zeit. Hier vereinigen sich in einem zeitlichen Nacheinander, was sich in einer körperlichen Einseitigkeit in der Polarität von Nerven-Sinnes-System und Stoffwechsel-Gliedmaßen-System zeigt.

Das Wesentliche dieser leibgeprägten Dreigliedrigkeit liegt darin, daß in ihr der Schlüssel zum Verständnis von Gesundheit und Krankheit liegt. Blickt man aus dieser Grundidee auf das immunologische System, so ergibt sich folgendes:

Der immunologische Schutz des Menschen besteht darin, daß im Ablauf molekularer Mechanismen schädigende Fremdstofflichkeiten erkannt, neutralisiert und abgebaut (verstoffwechselt) werden können. In diesem dreigegliederten Abwehrvorgang findet zwischen eingedrungener Fremdstofflichkeit und körpereigener Abwehr eine sinnvolle, das heißt nicht eine allergische, auch nicht eine anergische, sondern eine der Dignität eingedrungener Fremdstofflichkeit entsprechende Wechselwirkung statt. Hierbei weist der Weg von der Wahrnehmung fremdstofflicher Substanzialität über die Neutralisierung zum Abbau auf eine eindeutige Richtung im Sinne der menschlichen Dreigliederung.

Diese Fähigkeit zu einer spezifischen Immunantwort – mit der Folge eines immunologischen Gedächtnisses – hat sich *phylogenetisch* erst bei den niederen Wirbeltieren entwickelt und sich in der Entwicklung bis zum Menschen immer weiter ausdifferenziert. Voraussetzung hierfür war ein tragendes Innenskelett mit einem zentral gelegenen Knochenmark, das als Bildungsstätte von Blutzellen erst die organische Grundlage für die Entwicklung des Immunsystems in dieser ausgereiften Form darstellt.

Die *ontogenetische* Entwicklung und Organisation des Immunsystems ist an zelluläre Elemente gebunden, die bereits in der Frühembryonalzeit auftreten. Sie leiten sich von den hämatopoetischen Knochenmarksstammzellen ab, sind also mesodermaler Genese. Sie differenzieren sich unter dem Einfluß hormonartiger Substanzen (sogenannter Poretiene) zu lymphopoetischen Stammzellen. Wie bereits dargestellt, ist in der embryonalen Frühphase die Thymusdrüse das zentrale Organ für die weitere Entwicklung des Immunsystems.

Sie wird als paarige Ausstülpung der dritten und vierten Schlundtasche etwa um den 30.–35. Entwicklungstag aus entodermalem Urgewebe angelegt und wandert, sich ausdifferenzierend von cranial nach caudal, von Schlunddarm ins vordere Mediastinum. Erst später differenziert sich das übrige lymphatische Gewebe: die Payerschen Plaques, die Leber und die Milz. Diese Entwicklung ist mit der Geburt nicht abgeschlossen, sondern den Abschluß markiert erst die Thymusrückbildung, die in der Regel die Pubertät einleitet. Warum wird diese Entwicklung hier noch einmal geschildert?

Das Bedeutsame dieser Ausdifferenzierung liegt darin, daß diese ontogenetische Entwicklungsdynamik einen ersten Hinweis auf das im menschlichen Organismus waltende Grundprinzip der Dreigliederung zeigt, denn durch die Differenzierung mesodermaler hämatopoetischer Stammzellen in speziellen Organen, die dem entodermalen Stoffwechsel entstammen, schafft sich erst die körperliche Voraussetzung zum Aufbau und zur Prägung einer Selbstbewußtsein tragenden biologischen Individualität. Diese Aufteilung ist Voraussetzung zum Verständnis des Ganzen. Erst im Erleben der Trennung von rhythmischer Organisation, Stoffwechselorganisation und Nervensinnesorganisation zeigt sich die Wesenhaftigkeit des Menschen, so wie sie im Mineralischen, im Pflanzlichen und im Tierreich noch nicht zu finden ist.

Verfolgen wir diese Idee der Dreigliederung des menschlichen Leibes in den einzelnen Bausteinen des Immunsystems. Die spezifische Immunantwort des Organismus resultiert aus einem komplexen, sich ergänzenden Wechselspiel aller daran beteiligten, zum Teil zellulären, zum Teil humoralen und zum Teil unspezifischen Faktoren.

Aus meiner speziellen Fragestellung möchte ich das Immunsystem folgendermaßen gliedern:

1. zelluläres System	2. humorales System	3. unspezifisches Immunabwehrsystem
– T-Zellen	– Immunglobuline	– stratum corneum als äußerliche Begrenzung der Epidermis
– Makrophagen	– Komplementsystem	– Tränenflüssigkeit, saurer Magensaft
– B-Zellen	– Mediatorstoffe (Heparin, Histamin, Bradikinin, Kalikrein usw.)	– Flimmerepithel der oberen Luftwege

Dann möchte ich diese Gliederung im Verhältnis zum Nervensinnessystem, rhythmischen System und Stoffwechselgliedmaßensystem betrachten.

Das zelluläre System:

Das T-Zellsystem ist im wesentlichen geprägt von der Entwicklung des Thymus. T-Zell-Lymphozyten können bereits um die 16. Schwangerschaftswoche nachgewiesen werden. Sie prägen immunologische Reaktionen auf breiter Ebene. 80% der im peripheren Blut vorkommenden Lymphozyten sind T-Lymphozyten.
– Aus ihrer Reihe leiten sich die sogenannten Killerzellen ab, die durch Ausschüttung von Mediatoren unter Mithilfe

von Phagozyten und Komplement die Abtötung artfremder Zielzellen einleiten.

– Auch die T-Helferzellen unterstützen die Bildung von Antikörpern gegen T-Zell-abhängige Immunogene durch B-Zellen,
– während die T-Suppressorzellen die Antikörper-Bildung zu unterdrücken imstande sind.

Betrachtet man isoliert die T-Helferzellen und die Killerzellen, kann man in dieser T-Zell-vermittelten Fähigkeit zur Zytotoxizität eine zelluläre Eigenschaft wiederfinden, die in Korrespondenz zur ganzheitlich dreigegliederten Menschengestalt das formerhaltende Abbauprinzip der Nerven-Sinnes-Organisation widerspiegelt, ähnlich, wie es einleitend am Beispiel des Auges dargestellt wurde.

Sowohl bei der Betrachtung des Auges im speziellen als auch im Wahrnehmen des in sich ruhenden Hauptes ganz allgemein, zeigt sich in typischer Eigenschaft die sphärische Gestalt. Nur aus der Abgeschlossenheit dieser Kugelform ergibt sich die Möglichkeit, mit denkendem Bewußtsein die Notwendigkeiten unserer Zeit zu begreifen.

Bis in morphologische Einzelheiten hinein kann gezeigt werden, daß diese Bewußtseinsbildung auf der einen Seite mit zellulären Abbauvorgängen auf der anderen Seite verbunden sind. Zelltod und gedankengetragene Bewußtseinsentwicklung gehören unmittelbar zusammen.

Die Entwicklung einer biologischen Individualität auf dem Boden der zytotoxischen Potenz von T-Lymphozyten spiegelt auf immunologischem Felde die Korrespondenz dieser Zellen zur Nerven-Sinnes-Organisation des Menschen wider.

Eine derartige Aussage verifiziert sich erst durch die Kenntnis der spezifischen Zellmorphologie.

Bild 1: zeigt einen T-Zell-Lymphozyten in 30 000-facher Vergrößerung. Betrachtet man die Zelle in ihrer Ganzheit, so

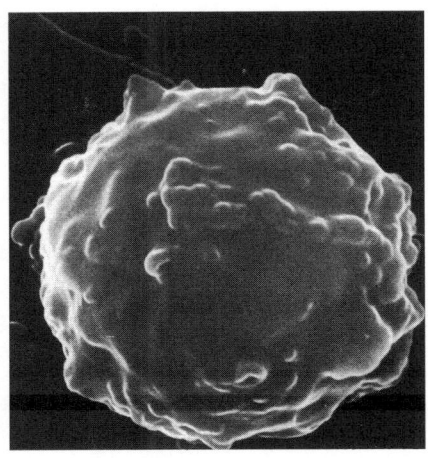

Abb. 1 Peripherer T-Lymphozyt im Rasterelektronenmikroskop. Die Oberfläche erscheint in der Aufsicht relativ glatt. Vergr. × 30.000

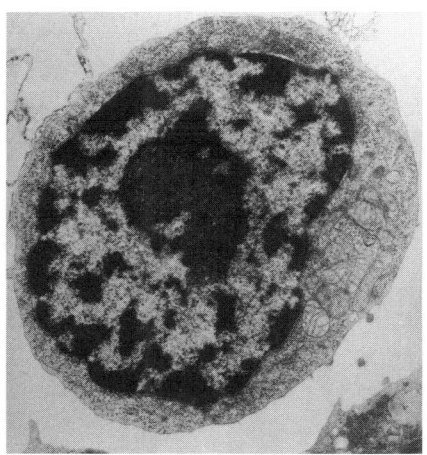

Abb. 2 Peripherer T-Lymphozyt. Diese in Zirkulation tretenden T-Lymphozyten weisen neben einer glatteren Zelloberfläche ein relativ organellenarmes Zytoplasma mit einem zentral lokalisierten Zellkern unterschiedlicher Dichte auf. Vergr. × 30.000

findet man eine relativ glatte, sphärische, der Kopfform verwandte Zelloberfläche. (Siehe Abb. 1)

Bild 2: Der Zellschnitt zeigt, daß T-Zellen über ein organellenarmes Zytoplasma verfügen, mit relativ zentral gelegenem Zellkern. Sie zeigen kein rauhes endoplasmatisches Retikulum als Ausdruck einer geringen und speziell ausgerichteten Stoffwechselleistung. (Siehe Abb. 2)

Ähnliche biochemische Eigenschaften prägen die Nervenzellen. Es kann daher morphologisch gerechtfertigt erscheinen, das T-Zell-System in Analogie zur Nerven-Sinnes-Organisation zu betrachten, wie auch T-Zellen und Nerven-Sinnes-Organisation zusammen bei der Geburt eine bereits stärkere Differenzierung aufweisen als das dazu polare Stoffwechselsystem oder die B-Zellen.

Im Gegensatz zum T-Zellsystem ist die Entwicklung der B-Zellen aus Knochenmarks-Stammzellen zu immunglobulinbildenden Plasmazellen unmittelbar Antigenreiz-abhängig. Aus diesem Grunde nimmt die Immunglobulin-Produktion unter normalen Entwicklungsbedingungen erst postnatal signifikant zu. Eine ähnliche Entwicklungsdynamik zeigt die nahrungsmittelabhängige Stoffwechselaktivität. Wie sich im Verdauungsvorgang dem Alter entsprechend schrittweise von außen aufgenommene Fremdstofflichkeit abbauen und allmählich zu Eigensubstanz verwandeln kann, so verstoffwechselt und verdaut die erworbene Plasmazellaktivität B-zell-abhängige Immunogene und prägt auf diesem Stoffwechselweg die biologische Individualität.

Neben der funktionellen Verwandtschaft zum Verdauungssystem zeigt sich auch in der Morphologie der B-Lymphozyten ein Abbild zum Stoffwechsel. Wie sich die Tätigkeiten des Stoffwechsels in Rhythmus, Bewegung und Wärme äußern, so prägen diese Eigenschaften auch die Gestalt der B-Lymphozyten.

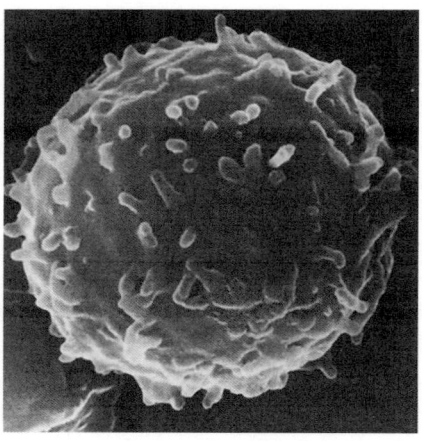

Abb. 3 Peripherer B-Lymphozyt im Rasterelektronenmikroskop. Die Oberfläche dieser Zellpopulation weist eine gleichmäßige Anordnung von Pseudopodien unterschiedlicher Form und Größe auf.

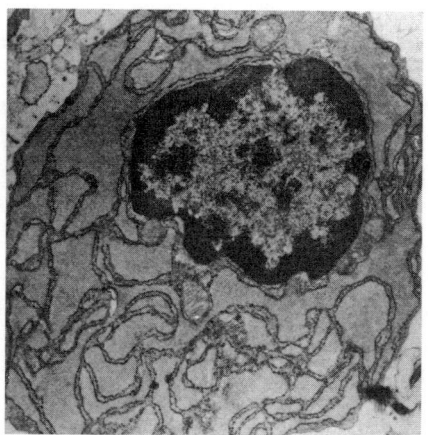

Abb. 4 Proplasmozyt. Diese Zellform schließt in ihrem Zytoplasma nach mehrfacher Aktivierung extrem erweiterte Schlauchsysteme eines endoplasmatischen Reticulums ein, andere Organellen wie Ribosomen bzw. Mitochondrien füllen dazwischen nur kleine Spalträume aus. Vergr. × 12.000

Bild 3: Die Oberfläche der B-Zellen weist eine den Darmzotten vergleichbare dichte Anordnung von Pseudopodien unterschiedlicher Größe und Form auf. Dazu zeigen diese Pseudopodien eine peristaltik-verwandte Rhythmizität ihrer Beweglichkeit. (Abb. 3)

Bild 4: Im Zellschnitt einer wieder 30 000-fachen Vergrößerung findet sich ein stark ausgebildetes rauhes endoplasmisches Reticulum als charakteristisches Zeichen für Stoffwechselzellen mit einer hohen Proteinsynthese. – Also typische Merkmale einer Stoffwechselzelle. (Abb. 4)

So wie Nerven-Sinnes-Pol und Stoffwechsel-Gliedmaßen-Organisation als Polaritäten den Menschen prägen, so ergibt sich die Ganzheit unseres Immunsystems aus der Polarität von T- und B-Zellen.

Blickt man auf das dritte Element der zellulären Immunität – auf die Makrophagen – so entstammen diese ebenfalls dem Knochenmark. Hier reifen sie zu Monozyten heran, gelangen ins periphere Blut und differenzieren erst nach Einwanderung in die speziellen Gewebe zu Makrophagen. In diesen Geweben greifen sie auf doppeltem Wege unterstützend in den Ablauf von Immunreaktionen ein: In Kooperation mit T-Lymphozyten entfalten sie zum Beispiel eine gegen maligne Tumorzellen gerichtete zytotoxische Aktivität. Hierbei sezernieren sensibilisierte T-Lymphozyten einen »Makrophagen aktivierenden Faktor«, umgekehrt aktivieren aber auch Makrophagen durch Synthese eines »t-zellaktivierenden Faktors« Teile des zellulären Immunsystems. Die Folge dieser Interaktionen ist immer die Zytotoxizität. Das ist aber nur die eine Seite. Ganz andere Wirkungsprinzipien zeigen sich dagegen in der Fähigkeit der Freßzellen, Fremdstoffe zu phagozytieren und zu verdauen. Hier ist man nicht mehr im Gebiet der nervenverwandten Zytotoxizität, hier ist man unmittelbar im Gebiet des Stoffwechsels. Das heißt der

Zelltypus der Makrophagen vereinigt in sich die Wirksamkeit abbauender T-Zell-Funktion und bildender B-Zell-Tätigkeit. Der Qualität nach vereinigen sich im Makrophagen Nerven-Sinnes-Tätigkeit und Stoffwechselaktivität, ähnlich wie sich im Wechsel von Systole und Diastole diese Polaritäten nach dem Ordnungsprinzip durchdringen als typisches Merkmal der rhythmischen Organisation des Menschen.

Soweit zum zellulären Teil des Immunsystems.

Im *humoralen* Abschnitt immunologischer Prozesse findet sich ein durchaus vergleichbares Bild.

Nach vorangegangenem Antigen-Reiz erfolgt in der Plasmazelle unter Mithilfe von T-Helferzellen die Bildung der Immunglobuline – im wesentlichen IgA, IgM, IgG. Sowohl die T-Helfer-Zell-abhängige Bildung als auch die Tatsache, daß immunglobulin-beladene Phagozyten leichter ihre zytotoxische Aktivität entfalten können, zeigt an, daß hier ein Mechanismus abläuft, der in einer engen Verwandtschaft und Abhängigkeit zu den T-Lymphozyten steht. Neben ihrem eigenständigen Wirkungsablauf könnte man so die Immunglobuline als Coenzyme der Zytotoxizität beschreiben, in deren Reaktionsablauf sich ähnliche Eigenschaften wie bei den T-Zellen finden. Insofern kann dieser Abwehrmechanismus als Spiegelprozeß der Nerven-Sinnes-Tätigkeit erscheinen.

Diese Aussage bestätigt sich, wenn man ihr die dazu polare unspezifische Sekretionsleistung der basophilen Granulozyten und Mastzellen gegenüberstellt. Sie ist dem katabolen Sekretionsmechanismus der großen Verdauungsdrüsen verwandt. Die Antigenreiz-abhängige Degranulation und Freisetzung der Mediatorstoffe Heparin, Histamin, Kalikrein und Bradikinin führt über die veränderte Gefäßpermeabilität zur Bildung eines zellfreien Ödems. Sowohl in der Sekretionsleistung der Zellen selbst als auch in der Bildung extrazellulärer Flüssigkeit zeigt sich ein Prozeß, dem eine pflanzlich-vegetative Stoffwechselaktivität zugrunde liegt.

Wie T- umd B-Zellen Polaritäten darstellen, so stellen Immunglobuline und Mediatorstoffe dem qualitativen Geschehen nach Polaritäten dar.

Dazwischen entfalten die zahlreichen Einzelfaktoren des Komplementsystems ihre Wirksamkeit. Analog der Makrophagentätigkeit zeigt sich im Komplementsystem ein doppelter Wirkungsmechanismus. Zum einen besteht durch die Reaktionsfolge einzelner Komplementbausteine die Möglichkeit, eingedrungene Fremdzellen zu lysieren, zum anderen haben diese Komplementbausteine auch die Fähigkeit, die Sekretionsleistung basophiler Granulozyten und Mastzellen zu fördern. In dieser Dualität von Abbau und Aufbau offenbaren sich in einer verwandelten Form Eigenschaften der rhythmischen Organisation des Menschen.

Soweit zur Dreigliedrigkeit im humoralen System.

Auch in der Fülle unspezifischer Abwehrmechanismen spiegelt sich der dreigliedrige Aufbau immunologischer Organe im Menschen wider. Schaut man auf *die Haut*, so ist die Hornstruktur der obersten ektodermalen Epidermisschicht die erste passive, für Mikroorganismen nahezu undurchdringbare Barriere. Sekrete der Schweiß- und Talgdrüsen sorgen für einen Abschwemmeffekt und bilden einen bakteriologisch und bakterizid wirkenden Säuremantel.

Wie das Hereinwirken bewußtseinsgetragener Denkvorgänge das Pflanzlich-Vegetative der Kindheit zur Reife, aber auch zur Härte des Alters verwandelt – mit der letzten Konsequenz des Todes – so verwandelt sich das vegetative Bildende des Stratum basale über das Stratum spinosum zum leblosen des Stratum corneum, das den leiblichen Raum der Ich-Individualität abschließt. Hier zeigt sich die Nerven-Sinnes-Organisation form- und strukturgebend.

Polar dazu die stoffwechselverwandten rhythmischen Kontraktionen des entodermalen *Flimmerepithels* von Luftröhre und Hauptbronchien. Sie verhindern durch ihren oralwärts gerichteten Flimmerschlag das Eindringen von Fremdstoffen und Mikroorganismen in die tieferen Abschnitte des Respirationstraktes. Wie die Intensität der Darmperistaltik unmittelbar von der Fremdstofflichkeit der Nahrungsmenge und Nahrungsqualität abhängig ist, so ist die Rhythmizität der Flimmerepithelbewegung unmittelbar abhängig von der Schadstoffkonzentration der Einatmungsluft. Dieser Schutzmechanismus trägt eine unmittelbare Stoffwechselverwandtschaft.

Zwischen ektodermaler Hornstruktur und entodermaler Flimmerepithelkontraktion steht die Tränenflüssigkeit der Augen und die Sekretion eines stark sauren Magensaftes.

Die bakteriziden Substanzen der Tränenflüssigkeit wirken ebenso keimabtötend wie die stark sauren Valenzen des Magensaftes. Dieser Fähigkeit zur Zytotoxizität steht ein unspezifischer produktiver Abwehrmechanismus gegenüber. Er offenbart sich am Auge im schützenden Schwemmeffekt der Tränenflüssigkeit, am Magen in der schleimhautschützenden Sekretionsleistung der Cardia- und Pylorus-Drüsen.

Somit zeigen sowohl die spezifischen als auch die unspezifischen Anteile des Immunsystems eine dreigegliederte Struktur, in der sich die leibliche Dreigliedrigkeit des ganzen Menschen wie auch die Dreigliedrigkeit seiner Seelenorganisation widerspiegelt.

Blickt man nun nicht nur ins zelluläre Detail einzelner Organabschnitte – wobei gerade die Immunologie zu dieser mikroskopierenden Betrachtungsform einlädt und verführt –, sondern schaut man aus der Idee der Dreigliederung auf übergreifende menschliche Organsysteme, so findet sich in der Betrachtung des gesamten Lymphsystems als einem typischen Repräsentanten folgendes:

Alle stoffwechselaktiven Organe haben an das lymphoreticuläre System Anschluß. Selbst das lymphgefäßreiche Gehirn ist über die perivasculären Räume der Hirngefäße – den sogenannten Virchow-Robinschen-Räumen – dem Lymphsystem verbunden. Wie aktiviert sich dieses System?

Der Überschuß interstitieller Flüssigkeit sammelt sich in den blind endenden Lymphkapillaren, fließt durch Lymphbahnen und Lymphknoten schließlich über die beiden Hauptäste, den Ductus thoracicus und den Truncus brachiomediastinalis dexter in das obere Hohlvenensystem. Der stoffwechselgeprägten Resorption interstitieller Flüssigkeit folgt die richtungsgeprägte Lymphdrainage durch taschenklappenhaltige Leitgefäße in die zentralen Lymphbahnen mit muskulärer Media und vegetativer Innervation. Hier erfolgt der Lymphtransport in rhythmischer Kontraktion von 12–14 Schlägen/Minute durch die verschiedenen Lymphknotenetagen. Der Lymphknoten selbst ist immer von einer relativ derben bindegewebigen Kapsel umgeben. Viele afferente Lymphbahnen drainieren das jeweils zu versorgende umliegende Gewebe. Der heranströmende Lymphfluß wird durch die dendritischen Reticulum-Zellen im Lymphknoten gefiltert, sammelt sich im Zentrum und wird über ein einziges efferentes Lymphgefäß zum venösen Schenkel des Kreislaufsystems weitergeleitet.

Der Aufbau des einzelnen Lymphknotens mit seinem zugehörigen Drainagegebiet zeigt so bis in seine Einzelheiten hinein eine morphologisch-anatomische Nervenverwandtschaft. Wie die Nervenzelle eine dendritisch-axonale Gliederung aufweist, so verbirgt sich im Lymphknoten eine ähnliche Struktur. Stoffwechselgeprägter Resorption folgt die rhythmische Kontraktion und der Transport durch Lymphknoten, die in sich eine Verwandtschaft zur Nervenzelle zeigen.

Damit prägen auch übergreifende Organsysteme das Bild der dreigliedrigen Menschengestalt.

Die Gesamtheit des reticuloendothelialen Systems ließe sich in dieser Weise beschreiben. Es findet sich im anatomisch-physiologischen Detail, was den Menschen als ganzheitliche Erscheinung prägt.

Das Grundprinzip des Gleichgewichts zwischen den einzelnen Bereichen ermöglicht es dem Menschen, sich körperlich und seelisch als Individualität gegenüber den Einflüssen aus der Umwelt zu behaupten. Dieses Gleichgewicht ist Voraussetzung zur Entfaltung einer individuellen Lebensdynamik.

Ein umfassendes, sich nicht nur an der Starrheit von Zahl, Maß und Gewicht orientierendes Menschenbild ist die Voraussetzung für ein adäquates Organ- und Krankheitsverständnis, ebenso aber auch Voraussetzung für eine sachgemäße Therapie.

Man weiß heute, daß die physische Entwicklung der Krebserkrankung nicht allein auf somatischem Boden zu suchen ist, sondern daß grundsätzliche Verbindungen zwischen dem Seelenleben und dem Immunsystem ganz allgemein existieren. Helmkamp und Paul prägten um 1983 den Begriff der *»Psycho-Onkologie«*. Wie wir mit unseren persönlichen und zivilisationsgeprägten Problemen fertigwerden, hängt von der Gesunderhaltung unserer geistig-seelischen Kräfte ab. Gesundheit ergibt sich nur aus der Dynamik und Harmonie der geschilderten polaren Tätigkeitsfelder und ihrer Durchdringung im rhythmischen System. Rudolf Steiner nennt im speziellen dieses rhythmische System *»das Urbild der Gesundheit«*.

Krankheit ist Ungleichgewicht, einseitige Disharmonie und Dominanz. Insofern hat die Idee der Dreigliederung im Krankheitsverständnis und im therapeutischen Ansatz im speziellen für die Medizin einen wegweisenden Charakter.

Immunologie und Psyche

Markus Treichler

Mein Thema Immunologie und Psyche setzt einen Zusammenhang von körperlichen Vorgängen mit psychischen Erlebnissen oder Verhaltensweisen voraus. Es ist damit also das alte Problem des Leib-Seele-Zusammenhanges angesprochen, das in der Geschichte der Medizin von einem vorwissenschaftlich erlebten, aber doch gedanklich durchdrungenen Zusammenhang der beiden verschiedenen Wesensbereiche des Menschen sich über viele Fragen und Zweifel, die aus einem mangelnden Erleben entstanden sind, gewandelt und entwickelt hat zu dem heutigen Stand der naturwissenschaftlichen Forschungsansätze eines sich wechselseitig bedingenden Verhältnisses von Leib und Seele. Auch der heutige Stand ist sicher nur ein Durchgangsstadium. Denn auf diesem Felde vollzieht sich ein interessanter Fortschritt.

Bei der Suche nach Brücken zwischen Leib und Seele bestand das Dilemma immer darin, daß zahlreiche gut begründete Brückenpfeiler jeweils von dem leiblichen und dem psychischen Ufer in den zwischen den beiden Bereichen befindlichen Fluß gebaut wurden, aber letzte Brückenglieder fehlen immer noch, so daß trockenen Fußes kein Hinüberkommen ist, von der einen zur anderen Seite des Flusses.

Die anthroposophisch erweiterte Medizin versteht sich selber als eine Medizin »aus dem Bewußtsein des Menschentums«. So wollte R. Steiner 1923 den Begriff Anthroposophie für seine Sache übersetzt und verstanden haben.

Was heißt Medizin aus dem Bewußtsein des Menschentums? Es heißt, daß es sich nicht nur um eine Humanmedizin handelt, deren Gegenstand der Mensch ist, sondern daß jede wissenschaftliche Methode und jede praktische Anwendung selber *menschengemäß* sein muß, in dem Sinne, daß das Menschentum angemessen berücksichtigt wird. Und unter dem Menschentum verstehen wir eine ganzheitliche Betrachtung des Menschenwesens in seinem Zusammenhang mit den Naturreichen. Der Zürcher Physiker W. Heitler nannte es 1974 die »hierarchische Ordnung der Natur«, die wir in einem abgestuften Wirksamwerden verschiedener Gesetzmäßigkeiten erkennen können: In der unbelebten Natur gelten uneingeschränkt die Gesetze von Mathematik, Physik und Chemie. Das Verhalten der unbelebten Gegenstände ist determiniert und daher vorausberechenbar. In der belebten Natur, und zwar auf ihrer ersten Stufe, dem einfachen vegetativen Leben, sind biologische Gesetze denen der Physik quasi hierarchisch übergeordnet, physikalische Vorgänge gelenkt, gesteuert werden im Dienste des Lebens und der Erhaltung des Lebewesens, und insofern sind ihre Determiniertheit und Vorausberechenbarkeit eingeschränkt. Begriffe wie Homöostase, Balance und Fließgleichgewicht werden zur Beschreibung lebendiger Systeme und ihrer typischen Eigenschaften verwendet. Es handelt sich dabei offensichtlich nicht um statische Zustände einer bestimmbaren Lebendigkeit, sondern um dynamische, flexible, fließende, im Wechsel zwischen Untergang und Erneuerung sich bewegende, in Rhythmen verlaufende Prozesse in Organismen, die durch Physik und Chemie *allein* nicht ausreichend erklärbar sind. (Vgl. W. Heitler: Der Mensch und die naturwissenschaftliche Erkenntnis, 4. Aufl. 1966 Braunschweig, Naturphilosophische Streifzüge, 1970, Braunschweig. Die hierarchische Ordnung der Natur in: Scheidewege Jhg. 4, Heft 4, 1974, Frankfurt am Main, S. 564–576.)

Nach der Stufe der Belebung gibt es die Ebene des Psychischen, die im Tierreich auftritt und sich durch die – im Vergleich zu den Pflanzen – neuen Qualitäten der Sinneswahrnehmung innerer, mehr oder weniger bewußtwerdender seelischer Erlebnisse und motorischer Reaktionen unterscheidet.* Die neuen psychischen Qualitäten entstehen aus der Gefahr für das Leben; der Preis für das Seelische ist die Herablähmung des Lebens.

Alltägliche Erfahrungen lehren uns genügend, daß die seelischen Qualitäten von Wahrnehmung, Gefühl und Bewegung eine neue Dimension eröffnen, wodurch wiederum die Gesetzmäßigkeiten von Physik und Chemie wie auch die rein biologischen Gesetzmäßigkeiten in ihrer absoluten Gültigkeit eingeschränkt und unter den verschiedensten Erlebnissen und Einwirkungen vom Seelischen in den Lebensbereich verändert werden. Schauen wir auf die nächste Stufe, so erkennen wir als die Steigerung zur Dimension des Menschen die Begabung mit einem denkenden und reflektierenden Selbstbewußtsein, das sich vorzugsweise der Sprache bedient. Es ist die Ebene des menschlichen Geistes.

Was in den Naturreichen *Mineral – Pflanze – Tier – Mensch* entspricht, sind die onthologischen, d. h. Seins-Qualitäten des Menschen *Leib – Leben – Seele – Geist.*

Jedem Wesen der Natur sind die Seins-Qualitäten bis zu seiner Stufe innewohnend.

---

* Die »nur« lebendigen Vorgänge werden jetzt durch die Einflüsse aus dem Psychischen noch wechselvoller, wandelbarer, dynamischer, spannender und verletzlicher. (Vgl. R. Steiner: Meditative Betrachtungen und Anleitungen zur Vertiefung der Heilkunst 1924, GA 316, 1967, 2. Vortrag.)

Mineral	Pflanze	Tier	Mensch
Leib	Leben	Seele	Geist/Ich/Selbst
Materie	Funktion	Empfindung Bewußtsein	Erkenntnis Selbstbewußtsein
Morphologie Anatomie	Biologie Physiologie	Sozialverhalten Psychologie	Geisteswissenschaft Biographie

Schema 1

Das Immunsystem des Menschen gehört zu der Stufe der Lebensvorgänge als einer hochentwickelten organismusspezifischen Funktion im Dienst der Selbsterhaltung.

Immun = unversehrt.

Das Immunsystem hat die Aufgabe, die Unversehrtheit des Lebens eines Lebewesens zu garantieren.

Das Individuum bedient sich dabei seiner immunologischen Kompetenz, das bedeutet die Fähigkeit des Organismus, Material als fremd, d. h. als nicht zum Selbst gehörig zu erkennen und sich so davon abzugrenzen, daß schädigende Einwirkungen vermieden werden.

Körpereigene Stoffe sollen als »Selbst« erkannt und angenommen (toleriert) werden.

Immunologisch gesehen sind Infektionskrankheiten und Neoplasmen Ausdruck eines mangelnden Erkennens oder einer mangelhaften Abgrenzung eines Eindringlings.

Autoimmunerkrankungen sind Ausdruck eines Abgrenzungsprozesses von körpereigenem Material, das nicht als »Selbst« erkannt wird, oft in Zusammenhang mit einem übermäßigen Abstoßungsprozeß.

Das Immunsystem hat also, etwas philosophisch allgemein ausgedrückt, immer mit Abgrenzung bzw. Akzeptanz, Toleranz zu tun. Alle Lebewesen müssen sich auch materiell mit ihrer Umwelt auseinandersetzen. Dabei dient ihnen das Immunsystem im Sinne der Erhaltung der individuellen leiblich-lebendigen Eigenart.* Im Physisch-Materiellen braucht es keine besondere Fähigkeit der Abgrenzung, weil es eine Eigenschaft aller festen Materie schlechthin ist, daß es unvereinbar ist, daß zwei feste Gegenstände gleichzeitig am gleichen Ort sind. Nur im Flüssigen, Gasförmigen und Wärmehaften ist Durchdringung möglich.** Im Psychosozialen sind es primär die Gefühlsqualitäten von Sympathie und Antipathie und davon ableitbare psychische Qualitäten wie Freude und Schmerz, Anerkennung bis Ablehnung, mit Hilfe derer wir uns seelisch selbst behaupten und von anderen abgrenzen oder identifizieren können.

Im Geistigen sind es die Möglichkeiten der Erkenntnis des Du und der Selbsterkenntnis, durch die wir Abgrenzung, Identitätsfindung und Selbstakzeptanz üben können (vgl. Schema S. 50). Wie wie dabei sehen können, besitzt der Mensch in allen seinen Seinsbereichen, im Lebendigen, im Seelischen und im Geistig-Biographischen eine im weitesten Sinn immunologische Kompetenz der Selbst-nichtselbst-Differenzierung mit Selbstwahrnehmung und Nicht-selbst-Eliminierung.

Auf der Ebene der eigentlichen physiologischen Immunität besitzt der Mensch das höchstentwickelte Immunsystem unter allen Organismen der Naturreiche. Je niedriger ein Or-

---

* Man stellt sich vor, daß bestimmte Elemente des Immunsystems erkennen können, was zum eigenen Organismus gehört und was fremd ist und entsprechend tolerierend oder abgrenzend reagieren können.
** Die Festigkeit oder Härte eines Körpers, mindestens die undurchlässige Haut oder Körperhülle (z. B. Panzer, Rinde o. a.) erfüllen quasi »immunologische Kompetenz« auf einfacher Stufe.

ganismus in der Evolution ist, desto geringer ist auch seine immunologische Abwehrfähigkeit.

Fähigkeiten des Selbst

	Abgrenzung von Nicht-Selbst	Selbst-Toleranz
geistig	durch »Ich-Du«-Erkenntnis	durch Selbsterkenntnis
seelisch	durch Antipathie Aggression	durch Sympathie
im Leben	Immunologische Kompetenz	
	Störungen: Infektion/ Neoplasma	gestörte Selbsttoleranz: Autoimmunopathien
räumlich materiell	gleichzeitige Unvereinbarkeit im Raum	

Schema 2

Bei Pflanzen gibt es ganz erstaunliche Verträglichkeiten von Pflanzenteilen verschiedener Arten und Gattungen untereinander. Man kennt das z. B. vom Gärtner, der Knospen oder Zweige von einem Baum auf einen anderen verpflanzen kann, so daß der neue Pflanzenteil auf dem alten Organismus weiterwächst ohne Abstoßungsphänomene.

Im Gartenbau ist es das Okulieren der Rosen oder Pfropfen der Obstbäume, das durch diese nichtvorhandenen immunologischen Abwehrvorgänge möglich ist.

Bei niederen Tieren finden wir nur ein sehr primitives Abwehrsystem von Phagozytose und Verdauung, wobei es auf dieser Stufe noch keine Differenzierung oder Spezialisierung bestimmter Zellen für die Funktionen von Abwehrvorgängen gibt. Hier sind noch alle Zellen gleich kompetent in dieser Beziehung.

Erst bei höheren Tieren findet man eine sehr einfache und grobe Spezialisierung in Abwehraufgaben: Hüllen, Häute und Panzer verhindern das Eindringen von gefährlichen Fremdstoffen oder Mikroben. Erst bei den etwas höherentwickelten Wirbeltieren zeigt sich auch ein Immunsystem im eigentlichen Sinn, das die Eiweißspezifität jedes Individuums bewahrt. Ein Immunsystem, wie es dem des Menschen verwandt ist, findet sich in der Tierreihe erst bei den höheren Wirbeltieren.

Beim Menschen ist nun die immunologische Absicherung im Sinne der Selbsterhaltung und Fremdabwehr (extrem) präzise und differenziert entwickelt in einem speziellen System. Das macht der Transplantationsmedizin die großen Schwierigkeiten in der Überwindung der Abstoßungsvorgänge bei einem Patienten nach einer Organtransplantation.

Sogenannte Immunsuppressiva, zu denen auch das Cortison zu rechnen ist, bewirken hier eine wiederum gefährliche Unterdrückung des Immunsystems auf Zeit, bis das fremde implantierte Organ angenommen wurde. (Interessanterweise hat das Cortison oft die psychische Nebenwirkung einer euphorischen Sympathie, d. h. mangelnde seelische Abgrenzung.)

Damit ist ein Stichwort für die weitere Betrachtung gegeben, nämlich wodurch die Immunkompetenz, immunologische Prozesse, angeregt, gehemmt, gesteuert werden.

Eine Reihe von Hormonen, insbesondere die Katecholamine des Nebennierenrindenmarks, Adrenalin und Nor-Adrenalin, die ja durch das sympathische Nervensystem innerviert und produziert werden; und die Glukokortikoide der Nebennierenrinde, vor allem das Cortisol (Hydrocortison), dessen Bildung von ACTH gesteuert ist; aber auch Schilddrüsen- und Wachstumshormon und vermutlich noch mehr, haben einen Einfluß auf das Immunsystem und die organismusspezifische Immunantwort.

Da die meisten (wenn nicht alle) hormonalen Vorgänge von Hypothalamus und anderen Zentren des ZNS abhängig sind, können wir darin drei der eingangs erwähnten Brückenpfeiler zwischen psychischem Erleben und Verhalten und körperlich-physiologischem oder eben pathologischem Geschehen erkennen, insofern psychisches Erleben über Veränderungen im ZNS auf die Hormonproduktion stimulierend oder hemmend einwirkt und darüber die immunologischen Reaktionsmöglichkeiten des Individuums in einer bestimmten Richtung verändert und so auf diese Weise auf Krankheitsbereitschaft (Disposition), Entstehung und Verlauf von Krankheiten, insbesondere Infektions- und Krebskrankheiten einwirken kann. In dieser Kette sind allerdings noch einige offene Glieder: Als erstes der noch undefinierbare und unbeschreibbare Sprung von psychischem Erleben zu elektrophysiologischen oder biochemischen Abläufen im Organismus. Aber auch die psychologische Frage, *wer* bestimmt denn, ob ein bestimmtes Lebensereignis auf mich im Sinne von Angst – Aggression – Depression – Resignation, wirkt, oder ganz entgegengesetzt zu Verständnis – Positivität und Akzeptanz mit neuen Gestaltungs- (Veränderungs-) Impulsen führt? Für den psycho-somatisch denkenden und psychotherapeutisch behandelnden Arzt liegen hier ja die Hauptfragen und Aufgaben. Denn wir wissen oder können zumindestens annehmen, daß bestimmte seelische Gefühle, in der Regel negativ erlebte, soweit darüber Untersuchungen am Menschen gemacht sind, tiefgreifenden Einfluß haben. Das Problem der Übertragbarkeit auf den Menschen von den zahlreichen tierexperimentellen Ergebnissen gerade auf diesem Felde möchte ich lieber nicht anschneiden, da es ein Methodisches und ein Grundsätzliches ist. Das Methodische sei aber doch wenigstens kurz erwähnt: Die meisten tierexperimentellen immunologischen Studien sind an Mäusen und Ratten gemacht, natürlich unter Laborbedingungen und unter Zuführung von meist gänzlich unphysiologischen Stressoren, wie z. B. chronischem Lärm oder Elektroschocks auf diese Tiere, worauf dann, nach wiederum völlig unphysiologischer Krankheitserregerapplikation in vielen, aber auch da nicht einmal in allen Fällen eine Zunahme der entsprechenden Krankheiten bei Verminderung der jeweiligen immunologischen Reaktionsfähigkeit beobachtet werden konnte. Was aber an Beobachtungen aus Untersuchungen an Menschen über Zusammenhänge zwischen psychischen und immunologischen Vorgängen bekannt ist und meistens über die Brücke der hormonellen Regulation gesteuert ist, sei hier kurz referiert.

Bekannt ist zunächst einmal die allgemeine Erfahrung, daß Menschen in für sie belastend, unangenehm und überfordernd erlebten Streßsituationen häufiger an Infektionskrankheiten erkranken als Menschen, für die – evtuell in der gleichen Situation – der erlebte Streß nicht belastend, sondern befriedigend und psychisch stimulierend wirkt. D. h. ein subjektiv milder, psychisch stimulierend wirkender Streß wirkt sich über eine ausgeglichene, ausbalancierte Hormonbildung eher günstig auf die individuelle Immunkompetenz aus – subjektiv zu starker, negativ erlebter, d. h. erlittener Streß wirkt sich durch eine übermäßige Hormonausschüttung (vorzugsweise des NNM – Adrenalin u. Noradrenalin – aber auch NNR, Cortisol) negativ auf das Immunsystem und den Krankheitsverlauf aus.

Zwischen den Hormonen und den immunologischen Zellprozessen gibt es noch vermittelnde »zweite Boten«, die zyklischen Nukleotide c AMP und c GMP.

Solomon und Mitautoren haben 1975 das Immunsystem in drei Phasen unterteilt: Einen affarenten, einen zentralen und einen efferenten Bereich. Wie auch schon bei anderen Beschreibungen des Immunsystems mit Begriffen wie Erkennen, Unterscheiden, immunologisches Gedächtnis und Selbst-Bestimmung, so rückt auch mit dieser begrifflichen und funktionellen Gliederung in afferent, zentral und efferent die Nähe des Immunsystems zum Nervensystem in den Vordergrund.

Die Interaktion von psychoendokrinen Einflüssen und immunologischen Antworten ist komplex: Im afferenten Teil des Immunsystems besteht ein Einfluß auf die Aktivierung bzw. Inaktivierung von Makrophagen, lymphatische und Blutkreislauf-Faktoren sowie auf die Aktivierung von Plasminogen zu Plasmin. Im zentralen Teil werden die Verteilung von immunkompetenten Zellen, die Produktion von Antikörpern in B-Zellen und die T-Zell-Produktion und die Modifikation von Zellmembranen, um nur einige Faktoren zu nennen, reguliert. Auch die verschiedenen Immunglobuline (Ig M, G, A, D und E) sind Vermittler in der zentralen Phase, die voneinander und von den B-Zellen abhängig sind. In der efferenten Phase sind die Makrophagen-Aktivität in der Abstoßung von Antigen-Antikörper-Komplexen und die Modifikation der Zelloberfläche hormonell beeinflußbar. (Amkraut et al 1974 und Rogers et al 1979).

Die Makrophagenaktivität in der afferenten Phase wird durch physiologische Steroidproduktion stimuliert, durch übermäßige, z. B. streßbedingte oder pharmakologische Steroidmengen gehemmt. Und wenn die Makrophagen versagen, kommt es zur Ausbreitung einer Krankheit auch bei bisher ausreichenden Immunvorgängen. Eine entsprechende Wirkung der Steroidhormone, wie auf die Makrophagen in der affarenten Phase, geschieht auf die T-Zellen in der zentralen Phase des Immunsystems: Steigerung der T-Zellen unter physiologischer Steroidproduktion, Hemmung bei streßinduzierten höheren Mengen oder durch pharmakologische Dosen. Im Zusammenhang mit der Krebserkrankung ist das zelluläre Immunsystem stärker beteiligt, im Zusammenhang mit Infektionserkrankungen steht die humorale Immunität im Vordergrund.

Leider gibt es für die vielfältigen und vielfarbigen seelischen Phänomene im Zusammenhang mit den menschlichen Gefühlen und Emotionen keine spezifischen Hormone des Nebennierenmarks. Nach Mason und Mitarbeitern (1968 und 1972) wird die Adrenalin-Ausschüttung bei seelischen Qualitäten wie Angst, Flucht, aber auch Kampf und Aggression, alle mit muskulärer Aktivität einhergehend, hervorgerufen, während Nor- Adrenalin bei dem seelischen Erleben von unvermeidbaren und unveränderbaren Situationen produziert wird. Damit widersprechen diese Beobachtungen früheren Beobachtungen von Funkenstein und anderen 1957, die genau das Gegenteil herausgefunden hatten: daß die Adrenalin-Sekretion gesteigert wird bei nach innen gerichteter Aggression; die Nor-Adrenalin-Sekretion bei nach außen gerichteter Aggression. Dabei zeigt sich wieder, wie methodisch komplex solche Versuchsanordnungen sind, denn es kommt offenbar nicht nur oder nicht in erster Linie auf das sichtbare seelische Verhalten an, und das, was man dabei rückschließen kann, sondern mehr auf das ganz subjektiv individuelle seelische Erleben und Bewerten des Erlebten.

Frauen mit Mamma-Carzinom, die ihre Krankheit mit Angst und Depression erleben, haben einen höheren Cortisonspiegel und dadurch bedingt eine Hemmung ihres Immunsystems und dann auch eine schlechtere Prognose ihres Krankheitsverlaufs.* Patientinnen, die ihre Mamma-Carzi-

* Das äußere beobachtbare Verhalten kann oft nur schwer zwischen Resignation, Ergebenheit und innerer Akzeptanz unterschieden werden.

nom-Erkrankung ohne Angst und Depression, mit flexiblen, sogar positiven Einstellungsmöglichkeiten verständnisvoll akzeptierend»bewerten«, haben einen geringeren Cortison- und Hydrocortisonspiegel, einen besseren Immunstatus und eine bessere Prognose.

Es ist nicht ein Lebensereignis, das den Menschen über komplexe psychoendokrine und immunologische Prozesse krank macht oder seinen Krankheitsverlauf bestimmend prägt, sondern der Mensch selber, und zwar die geistige Instanz seines Ich (Selbst) ist es, die Streß und Lebensereignisse bewertet und ihnen einen Platz zuweist in der eigenen Lebensgeschichte. Nach diesem bewußt handhabbaren, geistigen, individuell freien Prozeß des Bedeutung und Wertigkeit Schaffens und Bestimmens richten sich die dem Menschen unbewußten Ich-Funktionen im Lebensbereich, also z. B. im Immunsystem, in ihrer quantitativen Produktion, wodurch wieder qualitative Wirksamkeiten in Krankheitsentstehung und Verlauf eintreten können.

(Vgl. im 2. Schema, S. 50, die Einwirkung von oben, dem hierarchisch höheren, geistigen Bereich auf den vegetativen, hierarchisch untergeordneten Bereiche des Lebendigen.)

In unserem Immunsystem können wir also eine uns unbewußte Ich-Funktion im Seinsbereich des Lebendigen erkennen, die in ihrer Entfaltung und Wirksamkeit von der hierarchisch übergeordneten bewußten geistigen Ich-Stufe geführt und bestimmt wird. Vermittelnd zwischen diesen Bereichen des Geistigen und des Lebendigen sind die seelischen Erlebnisse und Gefühle, die nach oben und nach unten einwirken können. Nur in dem Verhaltensbereich, der aus Selbsterkenntnis kommt, ist wirklich menschengemäße freie Selbstbestimmung möglich. Bei allen statistischen Vorhersagen aufgrund großer Studien handelt es sich doch bei dem Beobachten von Erkrankungsentstehung und Erkrankungsverlauf um ein sehr individuelles Geschehen zwischen Immunsystem, Psyche und Krankheit im Menschen (ob Krebskrankheit oder Infektionskrankheit), das nur in der konkreten Begegnung zwischen Arzt und Krankem wahrgenommen und erkannt werden kann. Man muß einen Menschen schon sehr gut kennen, um sagen zu können, was für ihn Streß bedeutet, und was die sogenannten life events für Sinn und Bedeutung in einer Biographie haben. Und letztendlich kommt es nicht darauf an, was das Leben aus einem Menschen macht, sondern was der Mensch aus seinem Leben macht.

Grundsätzliche Probleme der modernen Mistelforschung

Peter Heusser

Bei den Auseinandersetzungen über die Misteltherapie oder über Phytotherapie im weiteren Sinn werden häufig bestimmte Argumente vorgebracht, die zeigen, daß der gegenseitigen Verständigung zwischen »Schulmedizin« und komplementären Richtungen vorläufig einige noch nicht völlig gelöste Probleme entgegenstehen. So wird z. B. von Onkologen in bezug auf die Misteltherapie oft gefragt: Wenn die Misteltherapie überhaupt Wirkungen hat, welches sind die entsprechenden Wirkstoffe? Und welches deren *Wirkungsmechanismus?* Wer nicht nur auf den Inhalt, sondern auch auf die Art solcher Fragestellungen eingeht, der kann bemerken, daß ihnen eine ganz bestimmte Form des Denkens zugrunde liegt: Man stellt sich vor, daß irgendeine *Monosubstanz* in den Zellen einen bestimmten Wirkungs-»Mechanismus« in Gang setzt, z. B. durch Anlagerung an einen »Rezeptor«, der dann seinerseits in linearer Weise über rein mechanisch oder chemisch gedachte Wirkketten weitere Reaktionsschritte auslöst, welche im Endeffekt die Medikamentenwirkung erklären.

In der anthroposophischen Misteltherapie werden jedoch für den Effekt keine Monosubstanzen verwendet, sondern ein *Pflanzengesamtextrakt;* und für den Effekt werden nicht bloße Stoffwirkungen, sondern darüber hinaus auch ganz andere, nämlich *immaterielle* Prinzipien verantwortlich gemacht (1). Es besteht also zunächst eine Kluft zwischen den Auffassungen der orthodoxen Pharmakologie und derjenigen der anthroposophisch orientierten Medizin. Kann sie überwunden werden?

Um diese Frage zu beantworten, möchte ich mich zuerst mit dem Organismus- oder Mechanismusproblem beschäftigen. Dadurch soll geklärt werden, warum vom anthroposophischen Gesichtspunkt aus nicht nur von materiellen, sondern auch von immateriellen Wirkungen der Medikamente gesprochen wird. Zu diesem Zweck sei zunächst an die ontogenetische Entwicklung des Organismus erinnert. Man vergegenwärtige sich, wie sich die befruchtete Eizelle schrittweise in ganz verschiedene Zellsysteme entwickelt, die dann beim ausgewachsenen Organismus zu Nervenzellen, Bronchial- oder Darmepithelien, Bindegewebszellen, Lymphozyten oder anderem ausdifferenziert worden sind.

Die Kanzerogenese äußert sich u. a. darin, daß sich diese differenzierten Zellen wieder entdifferenzieren oder – bei einer Reihe von Kindertumoren –, daß sich noch unreife Zellen überhaupt nie voll ausdifferenzieren. Je entdifferenzierter, desto maligner sind in der Regel die Tumorzellen, und sie nehmen dabei typischerweise wieder eine Gestaltung an, die auf pathologische Weise dem Embryonalstadium entspricht (2), und zwar morphologisch wie funktionell. Das kommt beispielsweise in der Produktion von solchen Stoffen wie dem karzino-»embryonalen« Antigen (CEA) oder dem Alpha-»Foeto«-Protein (AFP) zum Ausdruck. Dieser Tatbestand ist zu beachten, denn er kann auch in molekularbiologischer Hinsicht zu einer solchen Auffassung des Krebsgeschehens führen, welches das gegenseitige Verständnis zwischen Anthroposophie und reiner Naturwissenschaft erheblich erleichtern wird. Und dieses gegenseitige Verständnis ist nötig, denn die Anthroposophie strebt nicht eine Alternativmedizin an, sondern eine Ergänzung oder *Erweiterung* der mit naturwissenschaftlichen Methoden arbeitenden Medizin (3). Dabei rechnet sie nicht nur mit den *physischen*

Stoffen und Kräften, sondern darüber hinaus noch mit *drei weiteren Klassen von Kräften:* Die Erscheinungen des *Lebens* bei Pflanze, Tier und Mensch führt sie zurück auf eine besondere Lebenskräfte-Organisation, den sogenannten »Lebensleib« oder »Ätherleib«. Die Erscheinungen des *Seelischen,* die bei Tier und Menschen auftreten, führt die Anthroposophie zurück auf eine besondere seelische Kräfteorganisation, den »Astralleib«, und die nur bei Menschen zu beobachtenden rein *geistigen* Fähigkeiten schreibt sie dem realen geistigen Wesenskern der menschlichen Seele, dem individuellen »Ich«, zu (3, 4). Gesundheit und Krankheit des Menschen werden nicht nur als Funktionsverhältnisse von Molekülen und als Ausdruck eines differenzierten Wechselwirkens von *physischem Leib, Ätherleib, Astralleib* und *Ich* aufgefaßt (3).

Im Gegensatz dazu will die moderne Medizin das Krankheitsgeschehen rein materiell, als Ausdruck molekularer Wechselwirkungen verstehen. So wird die Tumorgenese auf die sogenannten Onkogene zurückgeführt (5). Aus einer Monosubstanz, der DNS, sollen in linearer Weise die weiteren Schritte erklärbar sein. Nun hat aber die Onkogenforschung zu einigen Resultaten geführt, deren weitere Verfolgung geeignet ist, die Vorstellungen von linearen Wirkketten durch ein adäquateres Systemdenken zu ersetzen, und dieses wird bei konsequenter Durchführung die Brückenbildung zum anthroposophischen Konzept des »Ätherleibes« erlauben. Zunächst haben die 1989 mit dem Nobelpreis gewürdigten Entdeckungen von Varmus und Bishop gezeigt, daß Onkogene ursprünglich zum Genbestand ganz normaler Zellen gehören (6). Diese werden deshalb oft als »Proto-Onkogene« bezeichnet. Inzwischen sind viele Proto-Onkogene untersucht worden, und bei etlichen sind auch die von ihnen codierten Proteine bekannt. Das Interessante ist nun, daß diese Proteine schon in den Normalzellen spezifische Funktionen bei den Prozessen von Zellwachstum, -teilung usw.

ausüben (7). Einige von ihnen dienen z. B. der »Übermittlung« derjenigen »Information«, welche von der Membran über eine Reihe von Zwischenstufen zum Kern gelangen soll, wo sie als »Befehl« zur Zellteilung dient. Andere Onkoproteine sind Wachstumsfaktoren, welche die Bildung von Blutkapillaren induzieren usw. Wie gesagt, diese Gene und die von ihnen codierten Proteine sind Bestandteile von normalen (!) Zellen, und sie treten dort dann in Funktion, wenn sie gebraucht werden, nämlich in der Embryonalentwicklung, der Wachstumsphase und später wieder bei Regenerations- und Wiederherstellungsprozessen nach Verletzungen usw., also überall dort, wo die entsprechenden »embryonalen« oder »kindlichen« Zellfunktionen notwendig sind. Im gewöhnlichen »Erwachsenenalter« der ausdifferenzierten Zellen müssen sie stillgelegt sein. Bei Tumorzellen ist das nicht der Fall. Sie fallen in bezug auf ihre äußere Form und in bezug auf ihr molekularbiologisches Verhalten in das »Jugend«-, »Kinder«- oder »Embryonal«-Stadium zurück.

Das kann nach heutigen Kenntnissen auf zwei Weisen geschehen: Die »Onkogene« können durch einen Defekt (z. B. Punktmutation) pathologisch veränderte Proteine zur Folge haben, durch die die entsprechenden Wachstumsprozesse pathologisch geregelt werden (5). Die Proto-Onkogene können aber auch völlig normal sein und normale Proteine exprimieren, jedoch »ungehemmt«, d. h. an einem Ort und zu einer Zeit ihre Aktivität entfalten, wo sie stillgelegt sein müßten. Solche »Enthemmungen« an sich gesunder Prozesse sind in letzter Zeit durch die Erforschung der sogenannten »Anti-Onkogene« bekanntgeworden (8). Anti-Onkogene werden deswegen so genannt, weil die von ihnen codierten Proteine die Proto-Onkogene an deren Expression hindern. Fehlen die Anti-Onkogene oder ihre Proteine, so können die Proto-Onkogene ihre zur Zellteilung und zum Wachstum führenden Funktionen ungehindert ausführen. Sie werden so nicht an sich, aber im Zusammenhang mit anderem zu Onkogenen. Auch ein deplacierter gesunder Prozeß bedeutet Krankheit, worauf schon Troxler hingewiesen hat (9). Man sieht an diesem Beispiel, daß im Organischen ein Stoff und dessen Funktion nicht an sich pathologisch zu sein braucht, sondern im Zusammenhang, d. h. im *System.*

Und in bezug auf diesen Zusammenhang möchte ich auf Experimente verweisen, über die Folkmann 1989 in »NATURE« berichtet hat (10), und die ein weiteres Licht auf die Tatsache von »Embryonal«- oder »Jugend«-Prozessen wirft, die sich bei der Entstehung von Malignomen abspielen. Es ist bekannt, daß eine ursprünglich normale Zelle sich im Prozeß der Tumorgenese zunächst zu einer hypertrophen, aber noch benignen, und dann erst zu einer entarteten malignen Zelle entwickelt. Das benigne, hyperplastische Stadium ist reversibel, das maligne Stadium dagegen irreversibel. Im weiteren ist klar, daß auch eine maligne Zelle nicht zu einem größeren Tumor wird, wenn sie nicht durch die Vermittlung entsprechender Blutgefäße ernährt wird. Dabei ist interessant, daß Tumoren die Bildung ihrer eigenen Blutversorgung selbst regulieren. Einige ihrer Onkogene exprimieren Proteine, die als »angionetische Wachstumsfaktoren« die Kapillaren des umgebenden Gewebes veranlassen, in Richtung Tumor zu sprossen, so daß dieser vaskularisiert wird. In Folkmanns Experimenten wurde folgendes gezeigt: Die angionetischen Wachstumsfaktoren wurden bereits von der hyperplastischen, aber noch benignen (!) Zelle produziert, und diese Zelle trat erst dann in das maligne Stadium ein, wenn die Vaskularisierung als Konsequenz jener Wachstumsfaktoren bereits vollzogen war. Die maligne Zelle war also *nicht Ursache,* sondern *Folge* dieser Proto-Onkogen-Expression in der noch *benignen* Zelle. Es ist nun wichtig zu beachten, daß eine solche noch benigne Zelle zusammen mit den mit ihr in Beziehung stehenden Zellen des umliegenden Gewebes ein

System bildet (Produktion von angionetischen Wachstumsfaktoren durch die hyperplastische Zelle mit Wirkung auf die umliegenden Kapillaren, Sproßwachstum dieser Kapillaren auf die hyperplastische Zelle zu mit Effekt auf diese). Die Einzelprozesse dieses Systems unterscheiden sich auf dieser Stufe in gar nichts von ebensolchen Prozessen im Embryonalstadium oder bei Regenerationsprozessen. Doch dieses so gesehen noch »gesunde« System ist insofern schon »krank«, als es *als System* vom übrigen Gewebe *emanzipiert* ist. Denn den in einer bestimmten Ordnung ausgerichteten Umgebungskapillaren wird ja durch die von der künftigen Tumorzelle stammenden Wachstumsfaktoren eine andere, nach jener Zelle hinorientierte Ordnung aufgezwungen. Die Absonderung dieses Lokalsystems geht der Malignisierung seines Zentrums voraus. Die Krebsentstehung als Emanzipationsprozeß von Wachstumsvorgängen zeigt sich hier nicht als bloßes Geschehen der singulären Zelle, sondern als die Folge eines auf diese Zelle zentrierten, vom übrigen Zusammenhang sich emanzipierenden Systems von an sich gesunden einzelnen Lebensprozessen. Im anderen *Zusammenhang* wären *dieselben* Prozesse Funktionsglieder von aufbauenden oder gesundenden Wachstumsvorgängen, so etwa im Embryonalleben oder bei Heilungsprozessen nach Verletzungen.

Auf den Zusammenhang, das *System,* kommt es beim Lebendigen an, nicht nur auf die biochemischen Einzelfaktoren und ihre lineare Beziehung. Wer das versteht und konsequent weiterdenkt, der kann auch zu einem Verständnis dessen gelangen, was in der Anthroposophie unter Lebensprozessen verstanden wird. In einem System ist das Ganze mehr als die Summe seiner Teile. Das trifft auch dann zu, wenn man das System für einen »Mechanismus« hält, wie das in der Schulmedizin in bezug auf den Organismus immer noch der Fall ist. Wer etwa ein Auto vollständig erklären will, kann nicht bei der Erkenntnis der einzelnen Teile und ihrer mechanischen Wechselwirkung stehenbleiben. Damit erklärt er lediglich die Funktion, aber nicht die Tatsache der Konstruktion dieses Autos. Zu einer vollständigen Erklärung gehört auch die Erkenntnis der Konstruktion, d. h. eine Erfassung des *Plans* (oder Designs) wie auch der Summe von *Tätigkeiten,* durch welche der ursprünglich nur im Geiste des Erfinders vorhandene Plan konkret verwirklicht wird. Es ist selbstverständlich, daß beim Auto der Plan und die ihn verwirklichende Tätigkeit *nicht* aus den Teilen und deren Wechselwirkung erklärt werden können, sondern zu diesen als ihnen äußerlich hinzukommen müssen. Beim Organismus hingegen glaubt man, diese Selbstverständlichkeit vergessen und den Plan wie seine Vermittlung einfach auf eine Sorte seiner materiellen Teile, die DNA, zurückführen zu dürfen. Man vergißt beispielsweise, daß die DNA in der gesetzmäßigen Regulation ihrer Struktur und ihrer Funktion auf ihre Weise ebenso vom Protein abhängig ist, wie auf seine Weise das Protein von der DNA abhängig ist (11). DNA und Proteine sind eben nur *Teile* innerhalb eines *Ganzen,* das ja auch noch andere Stoffe als diese beiden umfaßt. Alle diese Stoffe (auch die DNA!) sind als Teile dieses Ganzen in räumlicher wie zeitlicher Hinsicht komplex geordnet, d. h. einem Gesamtplan unterworfen, der ihnen allen übergeordnet ist. Will man den Organismus konsequent mit dem Mechanismus vergleichen, so muß man auch für ihn *zwei Ebenen von Aktivität* fordern: Erstens die Ebene der einzelnen Substanzen und ihrer materiellen Wechselwirkungen, zweitens die Ebene derjenigen Aktivitäten, welche jene Substanzen gemäß dem übergeordneten Bauplan erst in ihre entsprechende Position bringen. Maschinen brauchen dazu einen ihnen äußerlichen Konstrukteur; sie produzieren sich nicht selbst. Organismen hingegen konstruieren sich selbst. Was den Mechanismen äußerlich ist, ist ihnen innerlich, nämlich ein *System von Tätigkeiten,* die fortwährend *den »Bauplan« verwirklichen* (ein deutscher Ausdruck, der sich im anglo-amerikanischen Wissenschaftsbereich als Terminus technicus eingebürgert hat) (12).

Zwar sehen wir das konstruierende Kraftsystem beim Organismus nicht, aber seine Existenz muß in der Biologie aufgrund seiner sichtbaren Auswirkungen mit derselben Denknotwendigkeit gefordert werden, mit der in der Physik die Existenz elektromagnetischer Kraftfelder aufgrund ihrer gesetzmäßigen Auswirkungen akzeptiert wird. Ein Unterschied zwischen Physik und Biologie besteht aber insofern, als es die Physik stets mit Kräften zu tun hat, die vom Stoff ausgehen und deswegen als materielle Kräfte gelten müßten, auch wenn sie – wie z. B. die Magnetkraft – nicht den Sinnesorganen direkt zugänglich sind. Die Biologie muß aber überdies Kräfte annehmen, die *nicht* vom Stoff ausgehen, sondern, als diesen ordnend, ihm *übergeordnet* sind (11). Zudem kommt in Betracht, daß der Organismus im Unterschied zur Maschine nicht erst dann funktioniert, nachdem seine Konstruktionstätigkeit abgeschlossen ist, sondern daß Funktion und Konstruktion immer gleichzeitig ablaufen. Dabei hat sich die Ebene materieller Wechselwirkungen stets der Verwirklichung des übergeordneten Gesamtplans zu fügen. Mit anderen Worten: Den Substanzen und ihren Kräften ist im Organismus ein gesetzmäßig tätiges System von Kräften hierarchisch um eine Stufe übergeordnet, die ihn zu dem machen, was er ist: ein lebendiges Wesen. (Auf den »Zufall« als Erklärungsprinzip für die Ordnung von organischen Systemen, die in puncto Komplexität jeden Maschinenplan bei weitem übersteigen, kann nur die äußerste Gedankenlosigkeit verfallen).

Man kann experimentell nachweisen, daß der Bauplan etwas ist, dessen Verwirklichung im Stoff tatsächlich aus einer dem Stoff übergeordneten Ebene geschieht. So z. B. durch die klassischen Experimente von Driesch, Spemann, Hadorn und anderen: Wenn ein befruchtetes Molchei, oder im späteren Stadium eine beginnende Gastrula, median durchschnitten wird, dann entstehen zwei totale Organismen, von denen jeder vollständig den Molchbauplan verwirklicht (13). Hätte man die Gastrula nicht geteilt, so wäre aus ihr *ein* Organismus, ebenfalls mit vollständig verwirklichtem Bauplan, entstanden. Die Verwirklichung des Bauplans kann also mit der Hälfte oder mit dem Ganzen des verfügbaren Materials geschehen. Sie ist diesem Material prinzipiell *übergeordnet.* Das Material hingegen (inkls. DNS und dessen Regulatorproteine!) hat sich dieser Verwirklichung real zu fügen.

Damit sei wenigstens andeutungsweise auf eines der biologischen Forschungsgebiete verwiesen, in denen ein konsequentes Denken zur Anerkennung des erwähnten organischen Bildekräftesystems führen kann. Paracelsus hat aus der Bewußtseinsverfassung des vorwissenschaftlichen Zeitalters noch einiges über dieses System gewußt, das er als den »Archäus« bezeichnet. Im späteren Vitalismus sind von solchem Wissen nur noch undeutliche Ahnungen übriggeblieben. Goethe und nach ihm Driesch haben dieses System als »Entelechie« des Organismus bezeichnet (14), und Goethe hat durch seine morphologischen Studien an Pflanze, Tier und Mensch erstmals eine naturwissenschaftliche Methode demonstriert, die geeignet ist, das Gesetzmäßige dieser organischen Bildekräfteorganisation zu erforschen (15). Rudolf Steiner hat am Anfang des 20. Jahrhunderts die von ihm ausführlich begründete und bis in viele Einzelheiten konkret durchgeführte geisteswissenschaftliche Forschungsmethode ebenfalls auf diesen immateriellen Kräfteorganismus angewendet (16, 17). Er hat ihn meistens als »Lebensleib« oder »Ätherleib« bezeichnet und viele Angaben zu seiner Funktionsweise in Gesundheit und Krankheit gemacht (3, 18), die in der anthroposophischen Medizin praktisch verwendet werden.

Sicher genügt dem naturwissenschaftlichen Bedürfnis der Hinweis auf solche Begriffe wie Ätherleib, Astralleib usw. nicht. Demnach muß die Berechtigung solcher Konzepte mit naturwissenschaftlichen Fakten nachweisbar sein. Auch Rudolf Steiner selbst hat immer betont, daß man diese Dinge nicht glauben, sondern empirisch-wissenschaftlich überprüfen solle (19). Zwar ist die direkte Erforschung auf diesem Gebiet nur durch die eigens dafür geschulte Erkenntnisfähigkeit möglich, jedoch sind die Erkenntnisresultate vom geisteswissenschaftlichen Forscher ebenso in begrifflich-rationaler Form dargestellt wie die naturwissenschaftlichen vom Naturforscher. Sie sind ebenso rational verstehbar und durch ihre Anwendung überprüfbar wie diese. So sind Steiners geisteswissenschaftliche Ausführungen über medizinische Themen auch gemeint: Sie ermöglichen ein rationales Verständnis für übergeordnete, nicht materielle Prozesse in Gesundheit und Krankheit, aber sie sind wie Arbeitshypothesen durch ihre Anwendung als »regulative Prinzipien« naturwissenschaftlich überprüfbar: »Ich wollte das im Prinzip ausführen, damit Sie sehen, wie auf einer Ratio diese Dinge beruhen. Aber die Ratio soll nur regulatives Prinzip sein. Sie werden sehen, daß dasjenige, was durch diese regulativen Prinzipien behauptet wird, verifiziert werden kann auf die Weise, wie überhaupt solche Tatbestände nach den Gewohnheiten der heutigen Medizin verifiziert werden. Wir wollen auch gar keinen Anspruch darauf erheben, daß diese Dinge irgendwie als Behauptungen hingenommen werden sollen, bevor die Verifizierung da ist« (19).

Es gehört zu den aktuellen Problemen der Misteltherapie, daß die damit angedeutete Brücke zwischen Naturwissenschaft und anthroposophisch orientierter Geisteswissenschaft noch nicht in völlig zufriedenstellender Weise erstellt worden ist, und es wird in dieser Hinsicht von beiden Seiten noch erheblicher Anstrengungen bedürfen. Doch es ist durchaus möglich, die Berechtigung, ja die Notwendigkeit eines solchen Konzeptes wie desjenigen der »Entelechie« oder des Ätherleibes mit naturwissenschaftlichen Mitteln nachzuweisen. Das leuchtet sofort ein, wenn man solche Experimente wie die schon erwähnten berücksichtigt und wenn man das Verhältnis von Ordnung und Geordnetem in biologischen Systemen konsequent durchdenkt (11, 20).

In bezug auf die anthroposophische Auffassung vom Krebs muß man berücksichtigen, daß Rudolf Steiner nicht von molekularbiologischen, sondern von den erwähnten geisteswissenschaftlichen Gesichtspunkten aus gesprochen hat. So hat er in einem Kurs für Ärzte ausgeführt, daß bei der Krebsentstehung der Ätherleib eine bestimmte Stelle des physischen Leibes nicht mehr in adäquater Weise zu durchdringen vermag. Die Ätherkräfte stauen sich deswegen an dieser Stelle. Lebens- und Wachstumtätigkeit entfaltet sich hier in konzentrierter, aber eben pathologischer Weise. Was wie eine Neu-Bildung aussieht, ist in Wirklichkeit das Resultat von gesteigerter, aber vom übrigen Gesamtzusammenhang emanzipierter »normaler« Wachstums-, Lebens-, und Regenerationskraft (21).

Vergleichen wir jetzt diese Auffassung mit der oben erwähnten modernen naturwissenschaftlichen Sicht des Krebses, die wir im Anschluß an die Onkogenforschung und die Experimente von Folkmann dargestellt haben. Wir haben dort gesehen, daß auch in molekularbiologischer Sicht der Tumor als Emanzipation von solchen Lebensprozessen aufzufassen ist, die sonst gesunde Wachstums- und Regenerationsvorgänge sind.

Es besteht eben kein prinzipieller Widerspruch zwischen Anthroposophie und Naturwissenschaft, sondern eine gegenseitige Ergänzung, welche durch die Betrachtung derselben Gesamtwirklichkeit von zwei polaren Gesichtspunkten aus zustande kommt.

68

Das gilt auch für die Therapie. Vom anthroposophischen Gesichtspunkt aus besteht die Krebskrankheit darin, daß der Gesamtätherleib sich der in Frage stehenden Stelle nicht mehr unterzuordnen vermag. Die Therapie müßte also den Gesamtätherleib dahingehend aktivieren, daß er diesen Bereich wieder unter seine Kontrolle bringt. Das Gesamtleben müßte das emanzipierte Leben bekämpfen, und zwar, gemäß den Ausführungen Steiners, durch die Vermittlung des entzündlichen Systems. Rudolf Steiner hat 1920 als erster darauf hingewiesen, daß zwischen Tumortendenz und Entzündungstendenz eine grundsätzliche Polarität besteht (22). Das ist durch die Epidemiologie seither bestätigt worden (23). Tumorkranke weisen verhältnismäßig wenig fieberhafte Erkrankungen in ihrer Anamnese auf. Zudem gilt heute aufgrund zahlloser Untersuchungen der letzten Jahre als gesichert, daß eine Korrelation zwischen bestimmten Immundefekten und schlechter Prognose bei Tumorkrankheiten besteht (24).

Nun hat R. Steiner aufgrund geisteswissenschaftlicher Erkenntnisse die Mistel für die Krebstherapie vorgeschlagen (25). Die Mistelpflanze weist durch ihre besondere Lebenstätigkeit ganz besondere botanische und substantielle Eigenschaften auf. Diese Eigenschaften sollen sich in der Therapie durch ein entsprechendes Präparat gemäß den Ausführungen R. Steiners so auswirken, daß der Gesamtätherleib des Patienten dazu angeregt wird, an der Stelle wieder zu wirken, an der er beim Krebspatienten ungenügend wirksam ist (21). Und als das Mittel, wodurch die Lebensorganisation das tun soll, gibt Steiner das gegen den Tumor gerichtete entzündliche System an, was bis zu der Erzeugung von Fieber führen soll (20).

Wie gesagt, der anthroposophische Gesichtspunkt bedarf auf diesen Gebieten der Ergänzung durch die naturwissenschaftliche Empirie, denn sonst bleibt die Beziehung zwischen anthroposophischem und naturwissenschaftlichem Gesichtspunkt ein ungelöstes Problem. Die naturwissenschaftliche Empirie hat nun tatsächlich in umfänglicher Weise gezeigt, daß durch entsprechende Mistelpräparate die gegen den Tumor gerichteten Innenprozesse stimuliert werden. Das ist besonders durch die ISCADOR-Forschung geschehen (27–33). Dabei wurden auch klinische Richtlinien für die Misteltherapie erstellt (34).

Ich möchte jetzt, abgesehen von dieser naturwissenschaftlichen Verifikation des anthroposophischen Konzeptes bezüglich der Mistelwirkung, noch ein anderes Problem der aktuellen Mistelforschung besprechen, nämlich das des *Gesamtextraktes.* Die anthroposophische Medizin arbeitet ja mit Gesamtextrakten der Mistel, wogegen von schulmedizinischer Seite aus meist die Forderung nach Monosubstanzen erhoben wird. Nun, die einzelnen Substanzen der Mistel sind ja durch die modernen Analysenmethoden der letzten Jahre sehr gut erforschbar geworden, und einzelne von ihnen werden auch schon als Isolate in der Therapie experimentell und klinisch getestet. Das trifft besonders für die Lektine zu. Wird angesichts solcher Versuche die Verwendung von Gesamtextrakten in der Zukunft noch eine Berechtigung haben? Oder wird man sich darauf zu beschränken haben, ihr sogenanntes aktives Prinzip als Isolat zu verwenden? Was ist überhaupt das »aktive Prinzip« der Mistel?

Nun, in früheren Jahren hat man es in *Polysacchariden* vermutet und mit Polysaccharidextrakten vom ISCADOR auch immunologische Wirkungen erzielt (34). Auch von anderen Pflanzen sind ja Polysaccharide als Immunstimulanzien gegen Tumoren bekannt (36). Jüngere Untersuchungen, die in München durch Prof. Wagner und Dr. Jordan gemacht worden sind, zeigten dann aber keine direkte Immunstimulation durch Mistelpolysaccharide, sondern nur durch ein Fragment von *Ribonucleinsäure,* das den Polysacchariden beigemischt war (37). Nun hat Prof. Heine aus Herdecke 1987 dargestellt, daß Polysaccharide eben doch eine Rolle spielen können, und zwar dadurch, daß sie für die Lektine, die ihrerseits eine wichtige Rolle in der Immunmodulation spielen, eine protektive Funktion ausüben könnten, indem sie sie vor dem Phagozytiertwerden schützen (38). Hamprecht schreibt 1987 den im ISCADOR enthaltenen Polysacchariden selbst eine immunmodulierende Funktion zu (39). Selbstverständlich sind hier viele Fragen offen, doch man sieht den Gesichtspunkt, auf den es ankommt: Es scheint Hinweise dafür zu geben, daß verschiedene Inhaltsstoffe in derselben Richtung wirken, oder daß Synergismen zwischen ihnen bestehen. Eine Stoffkomposition im Sinne eines Gesamtextraktes kann durchaus sinnvoll sein.

Die *Lektine* stellen heute das Hauptgebiet der naturwissenschaftlichen monosubstantiell ausgerichteten Mistelforschung dar, wobei zumeist die zytotoxischen Wirkungen der höheren Konzentrationen dieser Glycoproteine im Vordergrund stehen (40). Das Immunologie-Labor der Lukas Klinik, Arlesheim, ist diesbezüglich andere Wege gegangen und hat sich in letzter Zeit mit den immunologischen Wirkungen der kleinen Lektinkonzentrationen in den ISCADOR-Präparaten beschäftigt. Diese Forschung hat sich zunächst mit dem Anteil der Wirkung, den diese Lektine als solche an der immunologischen Mistelwirkung haben, befaßt. Als interessanter Aspekt dabei ist aber herausgekommen, daß die Lektinwirkung des Gesamtextraktes von einem weiteren Stoff, einem Polypeptid, das als *Viscotoxin* bezeichnet wird, im Sinne einer Verstärkung modifiziert werden kann (41). Es wird erwogen, daß die durch die Viscotoxine auftretenden Membranschädigungen an Tumorzellen die Zerstörung derselben durch natürliche Killerzellen erleichtern, die ihrerseits durch die Mistellektine aktiviert werden, oder aber daß die Viscotoxine die NK-Aktivität durch die Hemmung der

Suppressorzell-Aktivität fördern (42). Die den Viscotoxinen zuzuschreibende Membranschädigung ist bis zur Zellyse von Tumorzellen elektronenoptisch nachgewiesen (43). Wie dem im näheren auch sei, ein Synergismus zwischen Lektin und Viscotoxin wird heute jedenfalls vermutet (41). Eine Beziehung zwischen diesen beiden Stoffgruppen tritt auch beim pharmazeutischen Verarbeitungsprozeß der Mistelpflanze zum ISCADOR-Präparat zutage (44, 45). ISCADOR wird aus einem fermentierten, wäßrigen Gesamtextrakt der Mistel hergestellt. Das durch die FPLC-Methode (Fast Protein Liquid Chromatography) erhaltene, chromatographische Bild eines noch unfermentierten Rohextraktes zeigt links die Peak-Gruppe, in der sich die Mistellektine I, II und III befinden und rechts die 2 Peaks der Viscotoxine (Abb. 1). Wenn diese einzelnen isolierten Proteinfraktionen einer Zellkultur von MOLT-4-Zellen (humane Leukämiezellen) zugesetzt werden, so bewirken die Mistellektine eine Zellhemmung, die Viscotoxine jedoch nicht (Abb. 2 A). (MOLT-4-Zellen sind bekanntermaßen sensibel für die zytotoxische Mistellektinwirkung, bedeutend weniger aber für die Viscotoxine). Werden jedoch der Zellkultur zu dem Mistellektin Antikörper beigegeben, so wird die zellhemmende Wirkung der Mistellektine aufgehoben (Abb. 2 B). Dies ist ein Beweis dafür, daß die Zytotoxizität tatsächlich durch die Mistellektine bedingt war.

Im fermentierten ISCADOR-Präparat sind die Lektinfraktionen im Verhältnis zum Viscotoxin kleiner geworden (Abb. 3). (Es ist schon länger bekannt, daß die Lektine durch den Fermentationsprozeß eine Veränderung erfahren) (46). Wenn nun diese Eiweißfraktionen wieder den MOLT-4-Zellen beigefügt werden, so erweisen sich überraschenderweise vor allem die Eiweiße der Viscotoxin-Peaks zytotoxisch (Abb. 4 A). Wenn jedoch wiederum Mistellektin-Antikörper zugesetzt werden, so wird diese Zytotoxizität großenteils auf-

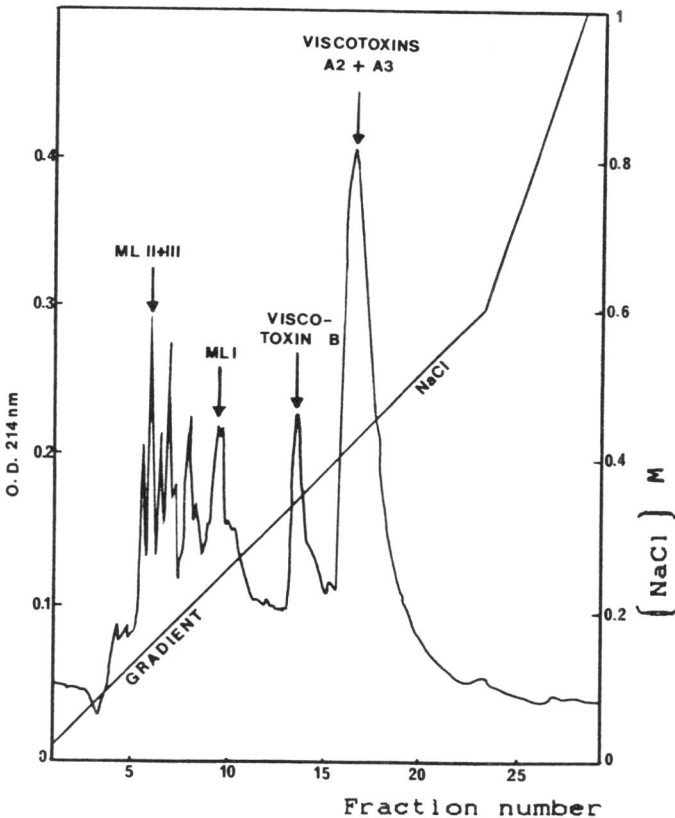

»Fast Protein Liquid Chromatography« (FPLC) of a mistletoe extract.

Abb. 1 (Ribéveau 1989)

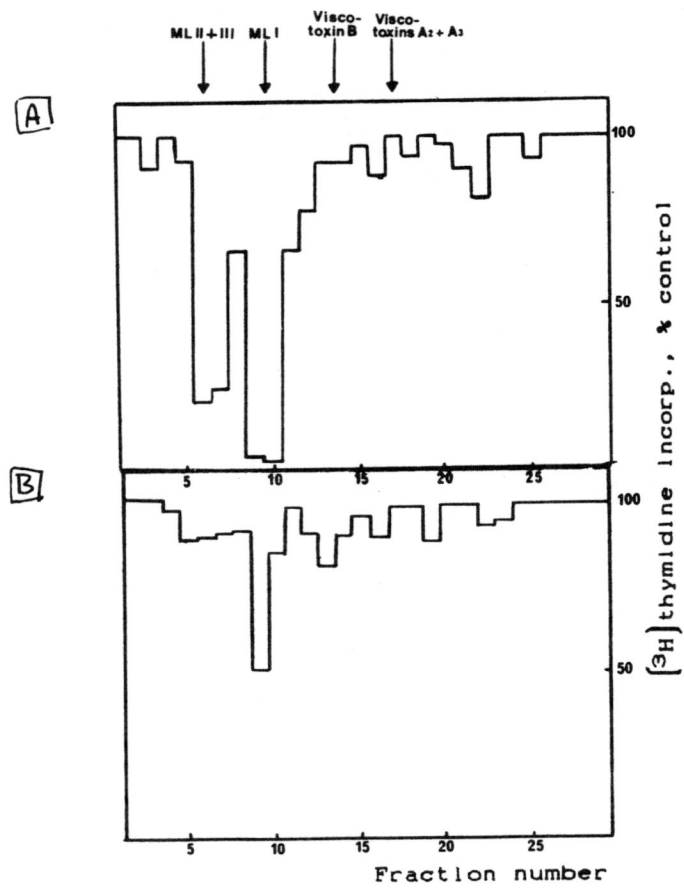

Effect of the FPLC fractions of a mistletoe extract on the incorporation of (^{3}H) thymidine by Molt 4 cells.

Abb. 2 (Ribéveau 1989)

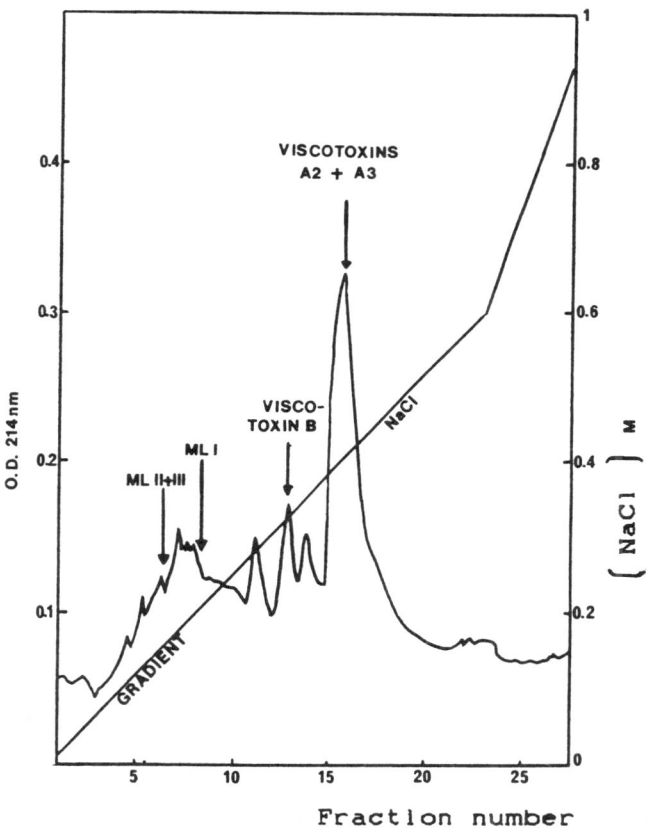

»Fast Protein Liquid Chromatography« (FPLC) of Iscador.

Abb. 3 (Ribéveau 1989)

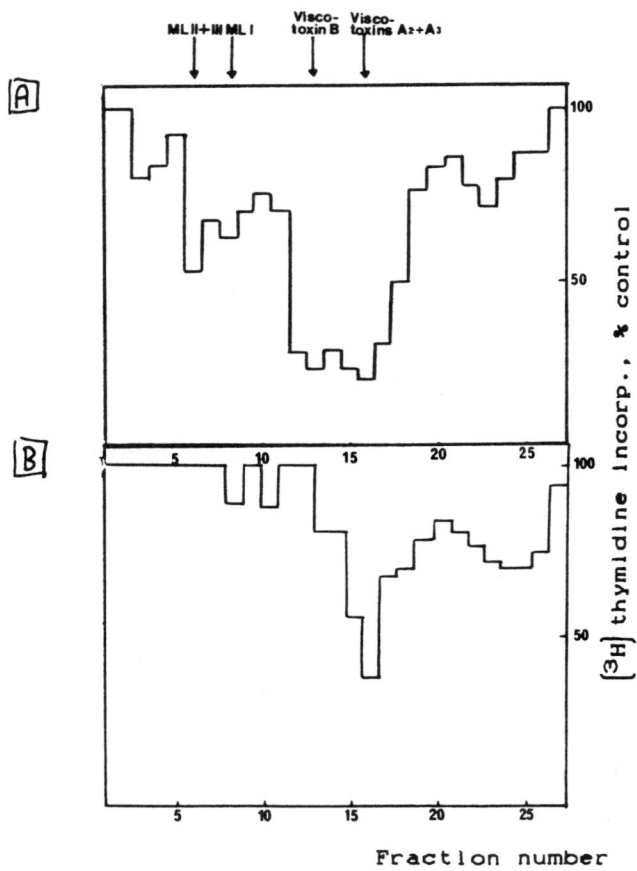

Effect of the FPLC fractions of Iscador on the incorporation of (^{3}H) thymidine by Molt 4 cells.

Abb. 4 (Ribéveau 1989)

gehoben (Abb. 4 B). Also: Es handelt sich hier um einen Teil der Mistellektine, die aber – offenbar durch die Fermentation entsprechend verändert – im Viscotoxinbereich des Chromatogramms auftreten. Welche biologische Bedeutung dieses Phänomen für die Klinik hat, ist vorläufig nicht bekannt.

Hier ging es zunächst nur darum zu zeigen, daß trotz oder wegen der modernen Monosubstanzforschung experimentelle Hinweise dafür bestehen, daß Synergismen bei der Wirkung der heute isolierbaren Komponenten dieses Gesamtextraktes bestehen, und daß auch im pharmazeutischen Verfahren stoffliche Beziehungen zwischen den vermutlich synergistisch wirkenden Substanzen auftreten.

Die Idee der Gesamtkomposition und damit auch die Berechtigung, in der Therapie weiterhin Präparationen von Gesamtextrakten zu verwenden, ist keineswegs so abwegig oder altmodisch, wie dies die in linearen Denkgewohnheiten verhafteten Monosubstanz-Theoretiker glauben machen wollen. Im Gegenteil, je mehr die immunologische Tumorforschung ins Detail geht, desto mehr tritt die Notwendigkeit zutage, verschiedene Faktoren in ihrem *Zusammenwirken* zu erkennen. Deswegen wird beispielsweise in Therapiestudien mit Zytokinen zunehmend die Verwendung von Monosubstanzen durch diejenige von Kombinationen ersetzt (47).

Unter diesem Aspekt ist die Frage nach »dem« aus der Mistel zu gewinnenden Wirkprinzip sogar veraltet. Viel interessanter ist die Frage nach der *Komposition* und ihrer Bedeutung für die biologische Wirkung.

Auch vom toxikologischen Gesichtspunkt aus sind solche Kompositionen interessant, wie man etwa am Beispiel des Ingwers sehen kann. Die Ingwerwurzel enthält 6-Gingerol, welches als Isolat mutagen wirkt, jedoch nicht im Gesamtextrakt. Dieser wirkt im Gegenteil sogar desmutagen (48).

Der Kompositionsaspekt wirft eben auch ein Licht auf die

Tatsache, daß die Phytotherapie mit ihren Gesamtextrakten meistens bedeutend verträglicher ist als die entsprechenden Monotherapien. Bei der ISCADOR-Therapie beispielsweise sind in der Zwischenzeit bei Zehntausenden von behandelten Patienten genügend Erfahrungen gesammelt worden, aufgrund derer die Verträglichkeit dieses Präparates beurteilt werden kann. Die Lukas-Klinik allein verfügt über eine medizinische Dokumentation von über 12 000 Patienten.

Einige der grundsätzlichen Probleme der modernen Mistelforschung beruhen auf Verständnisschwierigkeiten zwischen dem Standpunkt der rein naturwissenschaftlich und der anthroposophisch ausgerichteten Medizin. Diese Schwierigkeiten werden sich in der Zukunft allmählich lösen lassen, wenn einerseits die naturwissenschaftlichen Fakten ernst genommen werden, aber andererseits auch die Fähigkeit ausgebildet wird, in größeren *Zusammenhängen* zu denken, als dies heute im allgemeinen üblich ist.

Literaturverzeichnis

1) Heusser, P.: Grundsätzliches zum Verständnis der anthroposophischen Medizin und Krebstherapie. Mitteilungen des Vereins für Krebsforschung Arlesheim, Nr. 3 1987.
2) Harms, D., Schmidt, D.: Maligne (solide) Tumoren bei Kindern – pathologische Anatomie. MD – GBK (1985), 47: 11–18.
3) Steiner R., Wegman I.: Grundlegendes für eine Erweiterung der Heilkunst nach geisteswissenschaftlichen Erkenntnissen (GA 27) (1925), Arlesheim/Schweiz 1953.
4) Steiner, R.: Theosophie (GA 9) (1904), Dornach/Schweiz, 1978.
5) Weinberg A.: Molekulare Grundlagen von Krebs. Spektrum der Wissenschaft. In Sonderband: Erbsubstanz DNA, Heidelberg 1986, 158–169.
6) Hoefer, I.: Nobelpreis für Medizin: Krebsgene im Erbgut normaler Zellen. Spektrum der Wissenschaft, 1986, 12: 16–18.
7) Diggelmann, H.: Le rôle des oncogènes dans la croissance cellulaire et la cancerogenèse. Schweiz. Med. Wschr. 1989 (119) 47: 1686–1687.

8) Weinberg R. A.: Anti-Onkogene. Spektrum der Wissenschaft 1988, 11: 92–99.

9) Heusser, P.: Der Schweizer Arzt und Philosoph I. P. V. Troxler. Seine Philosophie, Anthropologie und Medizintheorie. Schwabe, Basel 1984.

10) Folkman, J., et al.: Induction of Angiogenesis during the transition from hyperplasia to neoplasia. Nature 1989, 339: 58–61.

11) Heusser, P.: Das zentrale Dogma nach Watson und Crick und seine Widerlegung durch die moderne Genetik. Verhandl. Naturf. Ges. Basel 1989, 99: 1–14.

12) Buss, L. W.: Evolution, development and the units of selection. Proc. Nat. Acad. Sci. USA. 1983, 80: 1387–91.

13) Spemann, H.: Experimentelle Beiträge zu einer Theorie der Entwicklung. Springer, Berlin 1936.

14) Driesch, H.: Philosophie des Organischen. Engelmann, Leipzig 1921.

15) Goethe, J. W.: Naturwissenschaftliche Schriften, Bd. I. Hrsg. R. Steiner, Spemann, Berlin 1883. (3. Aufl., Rudolf Steiner Verlag, Dornach 1975).

16) Steiner R.: Grundlinien einer Erkenntnistheorie der Goethe'schen Weltanschauung (GA 2), (1886), Dornach/Schweiz 1979.

17) Steiner R.: Wie erlangt man Erkenntnisse der höheren Welten? (GA 10) (1904/05), Dornach/Schweiz 1982.

18) Steiner R.: Vorträge über Medizin. Rudolf Steiner Gesamtausgabe (CA 312–319), Dornach/Schweiz 1961 ff.

19) Steiner R.: Anthroposophische Grundlagen für die Arzneikunst, Vorträge vom 26.–28. Okt. 1922. (GA 314). Dornach/Schweiz 1975, S. 138.

20) von Kraft, A.: Die Entstehung der Organasymmetrie bei den Amphibien – ein entwicklungsgeschichtlicher Hinweis auf die Realität des Bildekräfteleibes. Elemente der Nat.wiss. 1972, 16 (1): 34–42.

21) Steiner R.: Geisteswissenschaft und Medizin, Vortrag vom 2. April 1920 (GA 312), Dornach/Schweiz 1961, S. 249–251.

22) Lit. cit. 21), S. 247.

23) Abel, U.: Die antineoplastische Wirkung pyrogener Bakterientoxine. Skriptdruck. Tumorzentrum Heidelberg/Mannheim, 1986.

24) Lit. cit. in 32).

25) Daems, W. F.: Ita Wegman und das erste Mistelpräparat ISCAR zur Krebsbehandlung. In: Leroi, R.: (Hrsg.): Misteltherapie, Stuttgart 1987.

26) Steiner R.: Physiologisch-Therapeutisches auf Grundlage der Geisteswissenschaft. Vortrag vom 27. Okt. 1922 (GA 314), Dornach/Schweiz 1987.

27) Heusser, P.: Immunologische Resultate der Mistelbehandlung. In: Leroi, R. (Hrsg.): Misteltherapie. Freies Geistesleben, Stuttgart 1987.

79

28) Hajto, T., Lanzrein, C.: Natural Killer and Antibody-Dependent Cell-Mediated Cytotoxicity Activities and Large Granular Lymphocyte Frequencies in Viscum album Treated Breast Cancer Patients. Oncology 43: 93–97 (1986).

29) Hajto, T., Hostanska, K.: An Investigation of the Ability of Viscum album-Activated Granulocytes to regulate Natural Killer Cells in vivo. Clin. Tri. J. 23 (6): 345–358 (1986).

30) Hajto, T.: Immunomodulatory Effects of Iscador®: A Viscum album Preparation. Oncology 43 (1), 51–65 (1986).

31) Hajto, T.: Aktuelle Resultate aus dem Immunologie-Labor der Lukas-Klinik. In: Leroi, R. (Hrsg.): Misteltherapie, Stuttgart 1987.

32) Hajto, T., Hostanska, K., Gabius, H. J.: Modulatory Potency of the β-Galactoside-specific Lectin from Mistletoe Extract (Iscador) on the Host Defense System in vivo in Rabbits and Patients. Canc. Res. 49, 4803–4808, 1989.

33) Hajto, T., Hostanska, K., Gabius, H. J.: Zytokine als Lektin-induzierte Mediatoren in der Misteltherapie. Therapeutikon 4 (3), 136–145, 1990.

34) Hajto, T.: Vortrag vom 20. Januar 1990 in München.

35) Bloksma, N. et al.: Stimulation of Humoral and Cellular Humanity by Viscum Preparations. Planta Medica 1982, 45 (4): 2–8 (Sonderdruck).

36) Kraus J. et al.: Antitumorpolysaccharide aus Solidago sp. Deutsche Apotheker Zeitung 1986, 126 (38): 2045–2049.

37) Jordan, E.: Chemische und immunologische Untersuchungen von Polysacchariden und anderen hochmolekularen Inhaltstoffen aus Viscum album (L.). Diss. München (1985).

38) Heine, H.: Antitumorpolysaccharide der Mistel. Phytotherapie. 1987, 8 (4): 122–124.

39) Hamprecht, K.: Mediation of Human NK-Activity by Components in Extracts of Viscum Album. Int. J. Immunopharmac., 1987, 9 (2): 199–209.

40) Gabius J., Nagel, G. A. (Eds.): Lectins and Glycoconjugates in Oncology. Springer, Berlin 1988.

41) Lit. cit. 32), S. 4807.

42) Wagner, H., et al.: Cell-mediated and direct cytotoxicity of purified ingredients of Viscum album. J. Cancer Res. Clin. Oncol. Suppl. D-Ther., 1987, 37: 53.

43) Bandino, S., Sallé, G.: Les substances actives du gui. Propriétés pharmacologiques et applications thérapeutiques. Annales des Sciences Naturelles, Botanique, Paris, 13ᵉ, série, 1986–1987, 8: 45–72.

44) Ribéreau-Gayon, G. et al.: Die Proteine der Mistel: Experimentelle

Resultate. Vortrag am 4. Wiss. Kongreß der Ges. für biol. Krebsabwehr. Heidelberg 23.–24. Juni 1989.

45) Ribéreau-Gayon, G. et. al.: Die Proteine der Mistel (Viscum album L.). In: Jung; W. F., Senn H. J. (Hrsg.): Krebs und Alternativmedizin II. Springer, Berlin 1990, 44–55.

46) Olsnes, S. et al.: Isolation and characterization of viscumin, a toxic lectin from viscum album L. (mistletoe). J. Biol. Chem. 1982, 257: 13263–13270.

47) Foon K. A.: Biological Response Medifiers: The New Immuno therapy. Cancer Res. 1989, 49: 1621–1639.

48) Siegers C. P.: Pflanzliche Arzneimittel – eine Nutzen-Risiko-Rechnung. Umschau 1986, 11: 588–590.

Immunologie und praktische Tumortherapie mit Iscador

Richard Wagner

Ich berichte im folgenden Beitrag über meine Erfahrungen mit der praktischen Misteltherapie bei jetzt über 500 Krebspatienten, die zum Zeitpunkt der Drucklegung ständig betreut werden, einschließlich aller Nachsorgeuntersuchungen sowie einer begleitenden Gesprächstherapie.

Ich habe mich seit Beginn meiner praktischen Tätigkeit auf die Behandlung von Tumorerkrankungen spezialisiert und führte in meiner Praxis die Therapie nach den Kenntnissen der anthroposophisch erweiterten Medizin durch.

Das bedeutet, daß neben der normalen Nachsorge wie körperliche Untersuchung, Ultraschall-Diagnostik, radiologischen Kontrollen sowie der Labordiagnostik auch eine Gesprächstherapie mit dem Patienten durchgeführt wird und auch die moderne onkologische Therapie im Sinne von Zytostatikabehandlung bzw. antihormoneller Therapie dort zum Einsatz kommt, wo dies für den einzelnen Patienten eine therapeutische Möglichkeit darstellt und dieser diesen therapeutischen Weg ergreifen will.

Bei jedem Patienten wird sorgfältig geprüft, ob der Einsatz von Zytostatika z. B. zu einer Verlängerung der Überlebenszeit führen könnte, wobei die Kriterien individuell bestimmt werden müssen. Die Indikation für den Einsatz der verschiedenen Therapien ergibt sich unter anderem auch aus dem Lebensalter der Patienten. So muß eine Mutter mit zwei kleinen Kindern und einem vorliegenden Mammakarzinom sicher anders behandelt werden als ältere Patientinnen, bei denen schon aufgrund der hormonellen Reduktion das Tumorwachstum vermutlich anders verlaufen wird.

Eine Chemotherapie darf niemals als »Schematherapie« durchgeführt werden. Die Motivation der Patienten ist sehr unterschiedlich, auch zum Teil abhängig von familiären Faktoren. So muß der Partner immer in die Therapie miteinbezogen werden. Auch ist die Bereitschaft der Patienten, mit Schmerzen und Erbrechen für längere Zeit umgehen zu müssen, sehr unterschiedlich.

Es muß der Heilungswille des Patienten zum Heilerwillen des Arztes hinzukommen.

Im Verlauf der Krebskrankheit sollte der Arzt niemals seinen Heilerwillen aufgeben und nur als Helfer neben dem Patienten stehen. Wie wir wissen, kann die Krebskrankheit auf jeder Stufe für kurze oder längere Zeit stehenbleiben. Aus dem anthroposophisch erweiterten Menschenbild, das das Leben nicht erst mit der Geburt beginnen und nicht mit dem Tod enden läßt, ergeben sich für den Heilerwillen des Arztes noch ganz andere Aspekte.

So wie die Krankheit einen unmittelbaren Bezug zur Biographie des Patienten hat, muß auch die Therapie in das individuelle Leben des Patienten eingeplant werden.

Wichtig ist die Aufklärung des Patienten über Wirkung und Nebenwirkung der Medikamente sowie über die möglichen Therapiechancen. Dabei ist darauf zu achten, daß der Patient nicht im Zuge dieser Gespräche – konfrontiert mit vielen verschiedenen Therapieformen und Statistiken – die Hoffnung verliert, diese Krebskrankheit überwinden zu können.

Die Hoffnung des Patienten, und damit die aktive therapeutische Mitarbeit, ist einer der wichtigsten Punkte, die von seiten des Patienten zur Krebstherapie mit beigetragen werden können. Mit Sicherheit werden *die* Patienten die schlechtesten Überlebenschancen haben, die wie gelähmt von der

Krebskrankheit den weiteren Verlauf passiv abwarten und der Progredienz dieser Krankheit kein aktives Tun entgegensetzen können.

Alle Patienten werden über die Möglichkeiten der Ernährungsumstellung im Sinne einer Vollwertkost informiert, wobei vor extremen Diätformen, die ja alle insgesamt in eine Einseitigkeit enden, gewarnt werden muß. Wichtig ist nach meiner Ansicht eine Vollwerternährung, die fleischreduziert und ohne Nachtschattengewächse durchgeführt werden sollte. Näheres hierzu im Literaturverzeichnis.

Zu warnen ist weiterhin vor Fasten- und Hungerkuren. Viele Patienten, vor allem im Finalstadium, ertragen es sehr schlecht, daß nur die Ärzte therapeutisch aktiv werden, der Patient aber selber das Gefühl hat, nichts zu seiner Gesundung beitragen zu können. Viele Patienten verfallen dann darauf, z. B. eine Fastenkur nach Breuss durchzuführen, also eine 42-tägige Fastenkur. Zunächst scheinen sich die Warnungen auch nicht zu bestätigen, da sich der Patient durch die rasche Gewichtsabnahme und die Hungereuphorie beschwingt und befreit fühlt. Relativ bald jedoch hat er der Krebskrankheit keine Kraft mehr entgegenzusetzen und sehr häufig kommt es dann förmlich zu einer Tumorexplosion.

Alle Patienten erhalten subkutane Injektionen mit Iscador, wobei diese Injektionen von den Patienten selber zu Hause durchgeführt werden können. Dies ist deshalb so notwendig, da es sich hier um eine immunstimulierende Therapie handelt, die an einen bestimmten Rhythmus gebunden ist.

Im Normalfall sollte der Patient jeden zweiten Tag Iscador spritzen, möglichst frühmorgens vor 10 Uhr. Nach jeweils sieben oder vierzehn Injektionen ist eine Pause von drei bis sieben Tagen einzulegen und dann erneut mit der Injektion zu beginnen.

Eine genaue Anleitung zur Wahl der Präparate, der Se-

rienstärken und des Injektionsrhythmus ist den »Therapie-
richtlinien« zu entnehmen.

Wenn der Patient das Spritzen selber erlernt, ist er von der
Praxis und damit an den Wochenenden bzw. den Feiertagen
oder Ferien unabhängig und kann seinen Spritzrhythmus
besser einhalten. Näheres hierzu auch im Literaturverzeichnis.

Wichtig ist, die Richtlinien über die Anwendung der Iscador-Therapie stadiengerecht genau einzuhalten und erst nach
langer Einarbeitung in diese Form der Therapie Abwandlun-
gen der Richtlinien vorzunehmen. Die Wirkungsweise des
Präparates hängt von der richtigen Anwendungsweise ab,
Änderungen sollten deshalb dem erfahrenen Therapeuten
vorbehalten bleiben.

Seit langen Jahren ist die Frage aufgeworfen worden, wie
intensiv die Behandlung des Patienten mit den jeweiligen Mistelpräparaten erfolgen soll. Es ist eindeutig, daß die Patienten unterschiedlich stark auf die verschiedenen Mistelpräparate, aber auch auf die verschiedenen Wirtsbäume eines
Präparates reagieren. Viele Patienten reagieren z. B. sehr
viel stärker auf Iscador Quercus als auf Iscador Mali. Auch
ist es eine Frage, wie lange eine solche Behandlung erfolgen
soll, wie lange die Pausen zwischen den Injektionen gewählt
werden können und ob der Patient auch bezüglich seines Immunsystems auf diese Therapie überhaupt anspricht.

Einzuflechten ist hier, daß die Wirkungsweise der Mistel-
inhaltsstoffe sehr komplex ist, und daß sich die Wirkung
nicht alleine nur auf das Immunsystem beschränkt. Das bedeutet, daß auch bei fehlender Wirkung auf das Immunsystem weitere Indikationen für die Therapie mit Mistelpräparaten besteht. Die Wirkungsweise der Mistel kann also nicht
alleine immunologisch betrachtet werden. So läßt sich bei
vielen Patienten auch bei fehlender immunologischer Wirkung doch eine Verbesserung der Lebensqualität erreichen.

Häufig sind verbessertes Wohlbefinden, besserer Schlaf, Appetit- und Gewichtszunahme, Verbesserung im seelischen und geistigen Befinden sowie reduzierte Schmerzen.

Diese Verbesserung der Lebensqualität läßt sich gerade auch während oder nach einer Chemotherapie oder Bestrahlung erreichen.

Eine Kontraindikation für die Misteltherapie bei durchzuführender schulmedizinischer Therapie existiert *nicht*.

Um die oben angeführten Fragen zu beantworten, haben wir versucht, seit nunmehr fünf Jahren ein immunologisches Basisprogramm bei allen Patienten zu Beginn und im Verlauf der Therapie durchzuführen.

Hierzu werden die Lymphozyten-Subpopulationen bestimmt, wie man sie heute von jedem großen Labor erhalten kann. Wichtig für die Therapie hierbei sind nicht die vielfältigen Untergruppen und Subfaktoren, sondern insbesondere die Gesamtzahl und prozentuale Verteilung der B- und T-Lymphozyten sowie der Suppressorzellen, Helferzellen und der Natural-Killerzellen.

Abbildung 1 A zeigt das Immunprogramm mit den Zahlen für den Normalbefund.

Nach den neuesten Untersuchungen bezüglich der Mistellektine muß davon ausgegangen werden, daß unbedingt mit der Serie 0 zu beginnen ist. Danach folgt Serie I. Ein Übergang auf Serie II bzw. III darf nur unter besonderer immunologischer und klinischer Beobachtung des Patienten erfolgen.

Viele Patienten reagieren bereits bei Serie II mit einer Überstimulation und damit nachfolgend mit einer Immundepression, die für längere Zeit anhalten kann und für den weiteren Verlauf extrem ungünstig ist.

Aus diesem Immunbefund ergibt sich zunächst einmal die Frage, ob der Patient in eine immunologische Risikogruppe eingeordnet werden muß. Das heißt, es kann durch diese

Patient:		Labor-Nr.	421
Vorname:		ID-Nr.:	5882
Geschlecht:		Eingang:	10.08.92
geb.:		Ausgang:	11.08.92 16:13
			Blatt: 1

Untersuchung	Ergebnis	Dimension	Norm
Leukozyten	3.4	/nl	4.3–10.8
Lymphozyten- Differenzierung			
Periphere Lymphozyt.	1589	/µl	1000–4800
davon sind:			
T-Lymphozyten	83.4	%	62.0–88.0
(CD3)	1325	/µl	850–2700
T4-Zellen	51.2	%	35.0–56.0
(CD4)	814	/µl	540–1400
T8-Zellen	22.8	%	20.0–33.0
(CD8)	363	/µl	220–950
T4/T8-Quotient	2.2		1.1–2.6
B-Lymphozyten	7.9	%	5.0–15.0
(CD19)	126	/µl	75–400
Nat.-Killer-Zellen/	8.7	%	2.0–15.0
Zytotox.T-Z. (CD 56)	138	/µl	20–400
Aktiv. T-Lymphopzyten	2.6	%	0.5–5.0
(I3T3-HLA-Dr-posit.)	41	/µl	3–100

Abbildung 1 A
Bewertung: Physiologisches Lymphozytenmuster.

Patient:	Labor-Nr.	422
Vorname:	ID-Nr.:	5877
Geschlecht:	Eingang:	10.08.92
geb.:	Ausgang:	11.08.92 16:13
	Blatt:	1

Untersuchung	Ergebnis	Dimension	Norm
Leukozyten	2.7	/nl	4.3–10.8
Lymphozyten-Differenzierung			
Periphere Lymphozyt.	441	/µl	1000–4800
davon sind:			
T-Lymphozyten	72.7	%	62.0–88.0
(CD3)	321	/µl	850–2700
T4-Zellen	34.4	%	35.0–56.0
(CD4)	152	/µl	540–1400
T8-Zellen	29.4	%	20.0–33.0
(CD8)	130	/µl	220–950
T4/T8-Quotient	1.2		1.1–2.6
B-Lymphozyten	19.0	%	5.0–15.0
(CD19)	84	/µl	75–400
Nat.-Killer-Zellen/	8.3	%	2.0–15.0
Zytotox.T-Z. (CD 56)	36	/µl	20–400
Aktiv. T-Lymphopzyten	5.5	%	0.5–5.0
(I3T3-HLA-Dr-posit.)	24	/µl	3–100

Abbildung 1 B

Bewertung: Mangel an immunkompetenten T-Lymphozyten, wobei hier jedoch die physiologische Balance zwischen T4- und T8-Lymphozyten (auf niedrigen Zellzahlniveau dieser Lymphozytenspezies) noch gewahrt ist. Das Lymphozytenmuster läßt eine Abwehrschwäche erwarten. Der erhöhte Anteil an aktivierten T-Zellen, also T-Zellen, die z. Zt. in eine Immunantwort involviert sind, deutet auf eine floride »Abwehrreaktion«.

Untersuchung festgestellt werden, ob als Folge der Krebskrankheit oder aber der Therapie ein Immundefizit bei dem Patienten besteht.

Es gibt eine ganze Reihe von Patienten, die auch nach Minimaleingriffen bzw. schon bei sehr kleinen Tumoren eine deutliche Erhöhung der Suppressorzellen und eine Erniedrigung der Helferzellen sowie eine absolute Verminderung der Natural-Killerzellen zeigen. Diese sind nach meiner Ansicht in eine Risikogruppe einzuordnen und therapeutisch engmaschig zu kontrollieren.

Bezüglich der Nomenklatur bzw. der Funktion des immunologischen Systems sei auf die Beiträge von Otto Wolff und Leonhard Haller verwiesen.

Der Anstieg der Suppressorzellen zeigt oft eine Immunblockade an, die durch starke immunologische Behandlung durchbrochen werden muß. Eine Erniedrigung der Helferzellen bzw. der Natural-Killerzellen zeigt eine Erlahmung des Immunsystems, die ebenfalls therapeutisch angegangen werden muß.

Zunächst werden die Patienten nach Bestimmung der Lymphozyten-Subpopulationen auf die subkutanen Injektionen eingestellt. Dabei wird mit der 0 bzw. Serienpackung I begonnen, wie es in den Richtlinien des Vereins für Krebsforschung niedergelegt ist.

Nach der Einleitungsbehandlung erfolgt eventuell der Übergang auf Serie I oder Serie II und nach dreimaliger Durchführung der Serie II kontrollieren wir das Immunsystem mit Hilfe der Lymphozyten-Subpopulationen. Bei einer überschießenden Immunantwort wird auf die Serie I zurückgegangen, bei einer ungenügenden Immunantwort muß weitergesteigert, d. h. auf Serie III übergegangen werden.

Bei der Abb. 1 A handelt sich um eine Patientin mit einem malignen Melanom, Zustand nach OP, ohne Hinweis für Rezidiv bzw. Metastasierung.

Abbildung 1 B zeigt im Vergleich dazu die Ergebnisse bei einem Patienten mit einem metastasierenden Coloncarcinom. Auffällig ist die niedrige Lymphozytenzahl bei stark reduzierten T_4-Helferzellen und relativ erhöhten T_8-Suppressorzellen.

Ist eine Immunblockade durch s.c. Injektionen nicht zu überwinden, oder zeigt sich eine Progredienz der Erkrankung im Sinne einer Metastasierung bzw. Tumorvergrößerung, setzen wir die Iscador-Infusion und im Falle der Erfolgslosigkeit auch dieser Behandlungsmethode die Kombination der Iscador-Infusion mit der Infrarot-Hyperthermie nach Heckel ein.

Dies wird später näher ausgeführt.

In meiner Praxis werden zum Zeitpunkt der Drucklegung über 500 Patienten mit verschiedenen Krebserkrankungen betreut. Fast ein Drittel der Patienten befindet sich im Stadium der Metastasierung bzw. in nicht-operativem Zustand bei Rezidiv.

So viele schwerkranke Patienten belasten nicht nur den betreuenden Arzt, sondern alle Mitarbeiter in der Praxis. Nur durch ein Krankheitsverständnis unter dem Gesichtspunkt der anthroposophisch erweiterten Medizin läßt sich in dem fortwährenden Leid der Patienten ein Sinn erkennen für deren individuellen Weg, der nicht mit der Geburt beginnt und nicht mit dem Tode endet.

Leider kommen sehr viele Patienten erst sehr spät zur therapeutischen Betreuung. Wenn aber Operation, wenn eine Therapie und/oder Chemotherapie keinen Erfolg gebracht haben, im Gegenteil vielleicht nur das Immunsystem geschädigt haben, sind auch mit der Misteltherapie keine Wunder mehr zu vollbringen.

Doch auch bei diesen Patienten können wir die Lebensqualität verbessern und die verbleibende Überlebenszeit erträglich machen.

Eine so große Anzahl von Krebspatienten bedingt eine gut organisierte Nachsorge, auf die später noch eingegangen wird.

Abbildung 2 zeigt die Immun-Subpopulationsbestimmung, die wir inzwischen bei 598 Patienten durchgeführt haben. Immerhin bei 344 Patienten kam es zu einer Therapieänderung. Bei 92 Patienten mußte die Dosis reduziert

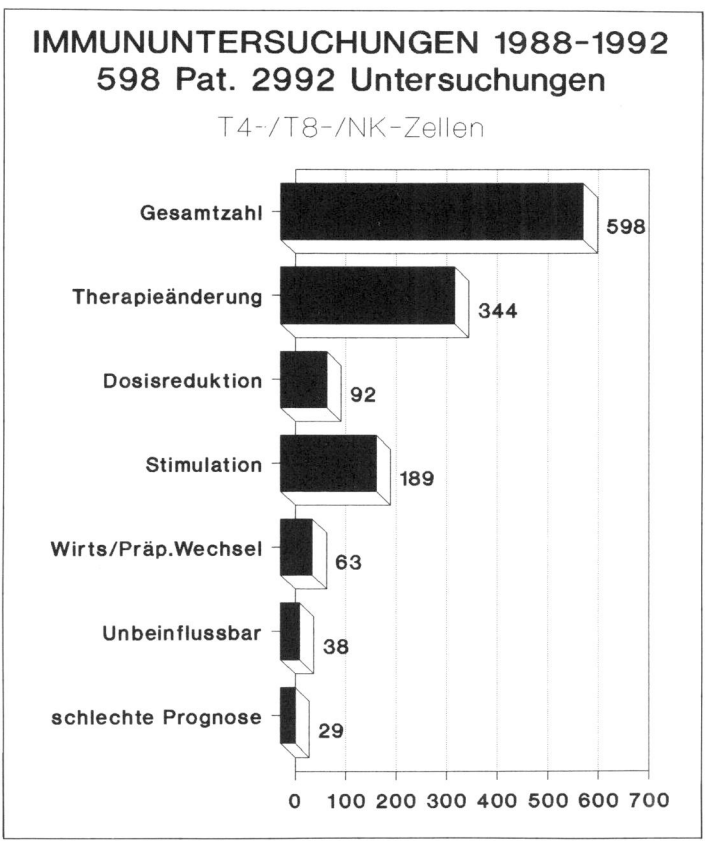

Abb. 2

werden, 189 mußten mehr stimuliert werden. Bei 63 führten wir einen Präparat- bzw. Wirtsbaumwechsel durch. 38 Patienten waren immunologisch unbeeinflußbar, davon hatten 29 im klinischen Verlauf eine extrem schlechte Prognose.

Bei einer ganzen Reihe von Patienten, bei denen die normale Nachsorge einschließlich Sonographie, Röntgen- und Labordiagnostik einschließlich Tumormarker zu keinem Rezidivergebnis geführt hatte, zeigte die Verschlechterung des immunologischen Status eine Progredienz an und war Anlaß für weitere diagnostische Untersuchungen wie z. B. die Computertomographie der retrosternalen Lymphknoten. Bei diesen Patienten konnte also nur aufgrund des Immunprogramms ein solches Rezidiv frühzeitig erkannt und unmittelbar einer Therapie zugeführt werden.

Natürlich wird der therapeutische Erfolg bei diesen Patienten erheblich besser sein, als wenn das Rezidiv erst bei der nächsten routinemäßigen Nachsorge erkannt worden wäre.

Die Patienten werden in eine Risikogruppe eingeteilt, wenn die T-Helferzellen weniger als 50%, die T-Suppressorzellen mehr als 40% und die Natural-Killerzellen weniger als 10% betragen.

Aus der Immundiagnostik ergeben sich folgende therapeutische Möglichkeiten:

1. Bei einem Absinken der T-Helferzellen unter 50% läßt sich an eine Rhythmusänderung der Injektion denken, so daß z. B. für eine begrenzte Zeit nicht zweitägig sondern täglich injiziert wird. Dies aber nur unter sorgfältigster klinischer und immunologischer Kontrolle.

2. Weiterhin kann das Mistelpräparat bzw. der Wirtsbaum gewechselt werden, bzw. die Serie verstärkt werden. Durch die unterschiedliche Herstellung der einzelnen Mistelpräparate gibt es deutliche Abweichungen der immunologisch wirksamen Bestandteile. Auch die unterschiedli-

chen Wirtsbäume bedingen – wie chromatografisch nachgewiesen ist – solche Unterschiede.

3. Bei einer Erhöhung der Suppressorzellen über 40% steht zunächst eine Verstärkung der Therapie über eine Steigerung der Serien bzw. über die Verabreichung von Infusionen mit Iscador an.

4. Bei einem Absinken der Natural-Killerzellen unter 10% wird ebenfalls der Rhythmus der Injektionen bzw. das Präparat und die Serie geändert.

5. Wenn die vorgenannten Änderungen keinen gewünschten immunologischen Effekt ergeben, wird in meiner Praxis eine Kombination der Iscador-Infusion mit der Infrarot-Hyperthermie nach Heckel durchgeführt.

Die Frage, *welche* Nachsorgeuntersuchungen und in welchem Abstand durchgeführt werden sollen, wird heute sehr kontrovers diskutiert.

Eine Nachsorgestudie der Universitäts-Frauenklinik Köln von 1988 bezüglich des Mammakarzinoms zeigt, daß die in dieser Studie zusammengefaßten 399 Patientinnen bezüglich der Nachsorge einschließlich Mammographie, Sonographie, Skelettszintigramm sowie radiologischer und Labordiagnostik keinerlei Überlebensvorteil hatten. Bei 108 Patienten ergab sich ein Lokalrezidiv, das auch durch die alleinige körperliche Untersuchung gefunden wurde, die Patientinnen mit 92 nachgewiesenen Fernmetastasen hatten bezüglich der Überlebenszeit keinen Gewinn.

Die Tendenz, nun überhaupt keine Nachsorgeuntersuchungen mehr durchzuführen, ist mit Sicherheit aber auch nicht richtig, da es immer wieder Patienten gibt, die doch früher einer entsprechenden Therapie zugeführt werden können.

Bezüglich der Labordiagnostik ergibt sich heute die Schwierigkeit, daß die modernen, neueren Tumormarker, wie z. B. der MCA-Test beim Mammakarzinom, schon bis zu einem Jahr *vor* der klinischen Nachweisbarkeit von Metastasen über den Normwert ansteigen können.

Dies hat meistens zunächst keinen therapeutischen Effekt, da ja die klinische Diagnostik die Metastasierung noch nicht nachweist. Lediglich der betreuende Arzt und die Patientin werden in Unruhe versetzt, da dieser ansteigende Tumormarker der Beweis dafür sein kann, daß die Therapie in diesem Falle nicht ausreicht.

Bislang ist noch kein onkologisches Zentrum bereit, in einem solchen Falle, d. h. ohne klinischen Nachweis der Metastasierung, eine Hormontherapie oder Chemotherapie einzusetzen. Es ist deshalb die Frage, was hier von unserer Seite therapeutisch getan werden kann.

Ich habe dies in meiner Praxis bezüglich des MCA-Testes einmal untersucht. Beim MCA-Test handelt es sich um ein Antigen (*m*ucin *l*ike *A*ntigen), das von endokrinen Mammazellen gebildet wird. Normalerweise ist die Produktion gering, das Antigen wird über die Milchgänge drainiert und erscheint nur in geringem Umfeld im Blut. Bei tumorkranken Patienten ist die Produktion erheblich gesteigert und durch das chaotische Tumorwachstum, das normale Zellgrenzen nicht respektiert, erscheint dieses Antigen im Blut.

Von Oktober 1989 bis Januar 1990 wurde bei 197 Patientinnen der MCA-Test bestimmt, bei 109 Patienten ergab sich ein Normalbefund, 57 hatten bekannte Metastasen, zwei Patienten wurden als non-responder eingestuft, da trotz bekannter Metastasen der Wert normal geblieben war. Bei zwölf Patienten wurde aufgrund des MCA-Wertes eine Metastasierung neu entdeckt, 17 Patienten zeigten einen erhöhten Wert, der jedoch trotz gründlicher Abklärung nicht zur Entdeckung einer Metastasierung führte.

Diese 17 Patienten wurden mit einer Iscador-Infusionstherapie behandelt. Zwei mußten aus der Gruppe herausgenom-

94

men werden, weil die Infusion, immunologisch gesehen, zu einer Überstimulation führte. Die Gefahr einer nachfolgenden Immundepression wäre hier zu groß gewesen.

Die verbliebenen fünfzehn Patientinnen zeigten folgende Ergebnisse: Bei fünf Patienten normalisierte sich der MCA-Wert, der vorher mindestens dreimal progredient angestiegen war. Acht Patienten zeigten weiterhin eine Erhöhung, jedoch ohne weitere Progredienz, bei zwei Patienten zeigte sich trotz Iscador-Infusion eine deutliche Progredienz.

Diese Verhältnisse haben sich jetzt immerhin über 18 Monate* stabilisiert, über weitere Erfahrungen wird später zu berichten sein.

So ist es wahrscheinlich, daß durch den Einsatz der Misteltherapie aktiv in das Tumorgeschehen eingegriffen werden kann und zusätzlich zu dem immunologischen Ergebnis auch wieder Mut und Zuversicht beim Patienten aufgebaut werden kann, was nach meiner Ansicht unmittelbar therapeutisch wirksam ist.

Folgende weitere Untersuchungen haben wir in der Praxis durchgeführt:

1. Bei vielen Patienten stellt sich nach Chemotherapie eine persistierende Leukopenie ein, die durch Iscador-Infusion angegangen werden kann.
2. Die *Lebensqualität* der Patienten ist ein entscheidendes Kriterium, auch bei weiterer Progredienz der Erkrankung ist es wichtig, *wie* der Patient die Zeit von der Krankheitsentdeckung bis zu seinem Tode verbringt. Bei 51 Patienten mit einem metastasierenden Tumor, die Iscadorinfusionen erhielten, haben wir den Karnowsky-Index bestimmt, um Aussagen über die Lebensqualität machen zu können.

---

* Zeitpunkt der Drucklegung.

Dieser lag zu Beginn der Therapie zwischen fünf und sechs, was Arbeitsunfähigkeit mit häufigen ärztlichen Besuchen bedeutet.

Nach mindestens zehn Infusionen, die einmal wöchentlich durchgeführt worden sind, konnte der Karnowsky-Index auf 8 angehoben werden, dies bedeutet normale Aktivität mit Anstrengung.

Viele Patienten berichten über eine Steigerung ihres Appetits, ihres Wohlbefindens und ihrer geistigen und körperlichen Aktivität.

3. Weiterhin haben wir vor und in Abständen nach Iscador-Infusionen die *Natural-Killerzellen* bei unseren Patienten bestimmt.

   Es zeigte sich, daß bei den Patienten mit metastasierenden Karzinomen vor Behandlung eine deutliche Reduktion der Natural-Killerzellen auf einen Wert unter 10% aufgetreten war. Dieser Wert sank zunächst sechs Stunden nach Infusion ab, um nach 48 Stunden deutlich anzusteigen. Nach zehn Behandlungen zeigte sich ein Anstieg der Natural-Killerzellzahl auf ungefähr 18%, was mindestens einer Verdoppelung der Ausgangslage entspricht. Dies beweist die immunstimulierende Wirkung der Iscadorinfusion.

4. Bei elf Patienten mit Knochemetastasen haben wir die Infusionstherapie eingesetzt. Dabei ergaben sich folgende Ergebnisse: Bei fünf Patienten hatten sich die Schmerzen deutlich gebessert, bei einem waren sie völlig verschwunden. Vier klagten über gleichbleibende Schmerzen, bei einem Patienten trat eine deutliche Verschlechterung ein, wahrscheinlich in Folge eines Kompressionsschmerzes wegen der Steigerung der Durchblutung.

5. Untersuchungen des Wärmeorganismus des Patienten mittels Thermoregulationsdiagnostik nach Prof. Rost zeigte bei 58 Patienten ein Chaos bzw. eine Regulationsstarre. Bei 21 Patienten konnte eine Besserung, bei sechs Patien-

ten eine Harmonisierung erzielt werden. 27 gebesserte Patienten standen 31 unveränderten Nonresponden gegenüber. Bei immerhin 25 zeigte sich klinisch ein guter Verlauf gegen 33 Patienten mit Progredienz. (Abbildung 3) Abbildung 4 zeigt das Temperaturverhalten von Patienten unter Iscadorinfusionstherapie bzw. Chemotherapie (Novantron und CMF-Schema). Die Chemotherapie unterstützt eher die Regulationsstarre des Krebspatienten.

Eine Anregung des Wärmeorganismus läßt sich sowohl durch s.c. Injektion, Infusionen bzw. Kombination der Infusion mit Hyperthermie erzielen. (Abbildungen 5, 6, 7) Dabei hat die letztgenannte Methode bezüglich des besten Erfolges (Score 1 = sehr gut; Score 3 = befriedigend) die höchste Quote.

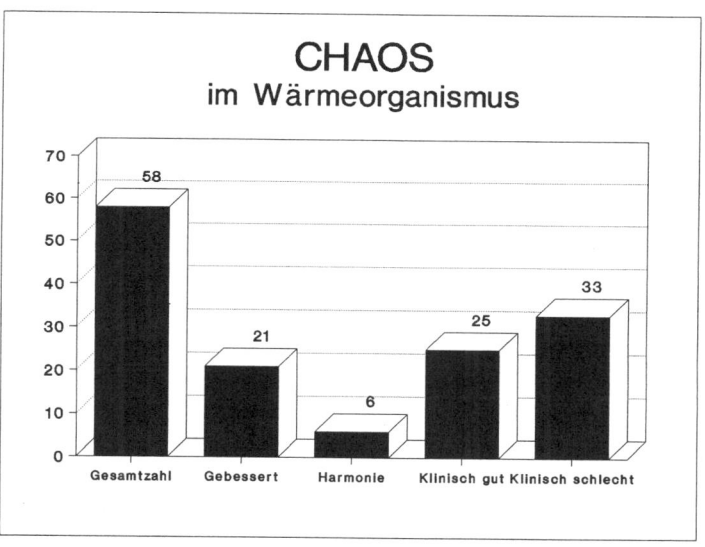

Abb. 3

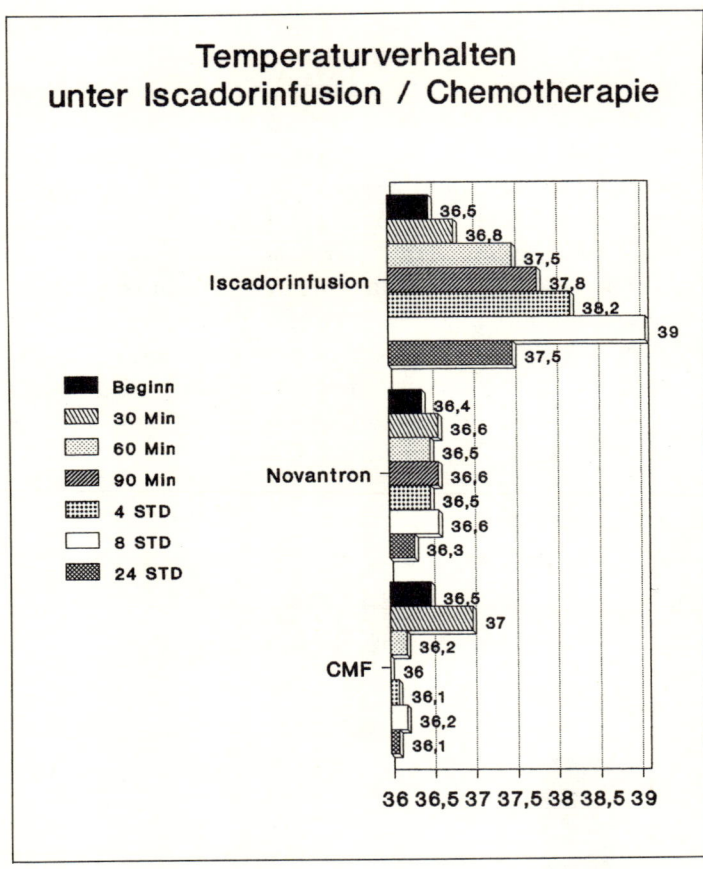

**Temperaturverhalten
unter Iscadorinfusion / Chemotherapie**

Iscadorinfusion
36,5
36,8
37,5
37,8
38,2
39
37,5

Beginn
30 Min
60 Min
90 Min
4 STD
8 STD
24 STD

Novantron
36,4
36,6
36,5
36,6
36,5
36,6
36,3

CMF
36,5
37
36,2
36
36,1
36,2
36,1

36 36,5 37 37,5 38 38,5 39

Abb. 4

Insgesamt auch hier eine Verbesserung der Symptomatik, die für die Patienten jedoch sehr entscheidend gewesen ist. Die *Iscador-Infusionstherapie*, die dem erfahrenen Therapeuten vorbehalten werden sollte, wird in meiner Praxis unter folgenden Bedingungen durchgeführt:

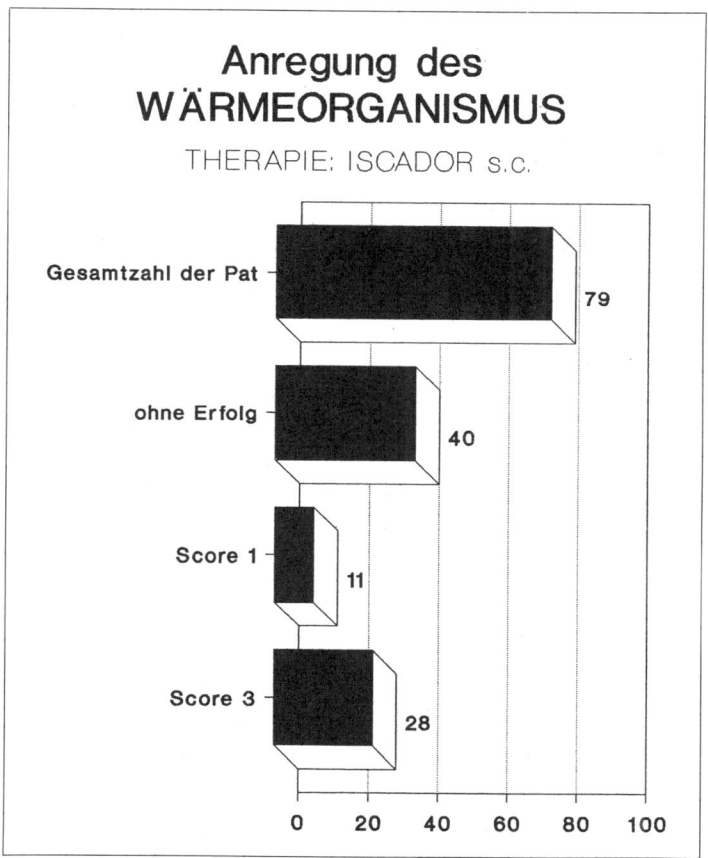

Abb. 5

1. Als Infusionslösung werden 250 ml 0,9%ige Kochsalzlösung verwendet.
2. Infusionszeit mindestens 1 Stunde, bei kürzerer Infusionszeit besteht die Gefahr eines allergischen Schocks.
3. Zu Beginn der Infusion wird in meiner Praxis mit der QBC-Methode (Dickson-GmbH Heidelberg) ein ange-

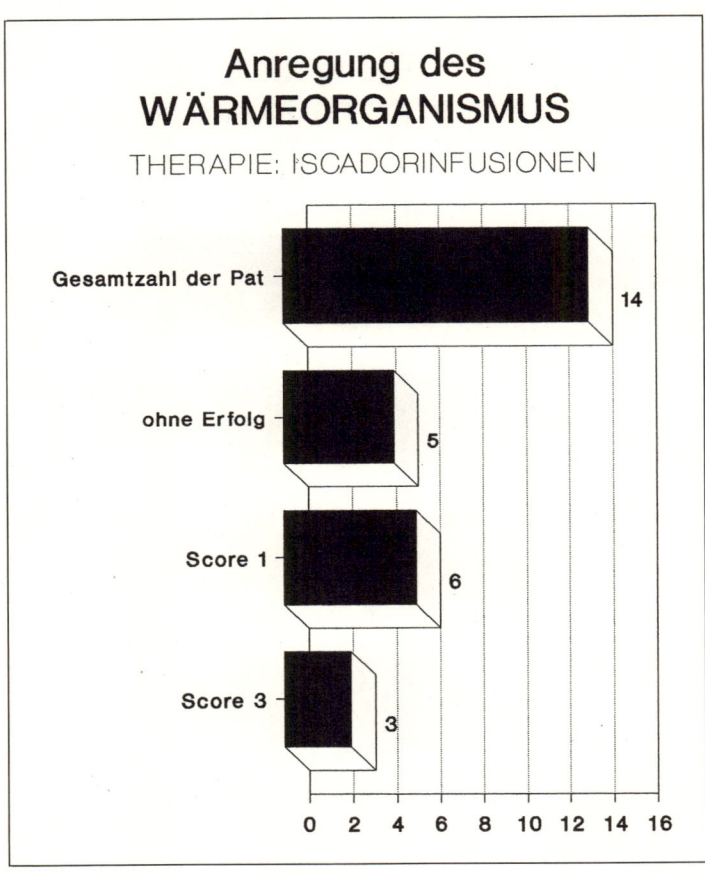

Anregung des WÄRMEORGANISMUS

THERAPIE: ISCADORINFUSIONEN

Gesamtzahl der Pat — 14

ohne Erfolg — 5

Score 1 — 6

Score 3 — 3

0 2 4 6 8 10 12 14 16

Abb. 6

deutetes Differential-Blutbild des Patienten durchgeführt. Nach Bestimmung der Tageslymphozytenzahl wird die Iscador-Dosierung pro Infusion festgelegt. Bei vielen Infusionspatienten pro Behandlungstag empfiehlt sich die Bestimmung der Leukozyten und Lymphozyten mit dieser maschinellen Methode aus Zeit- und Personalgründen.

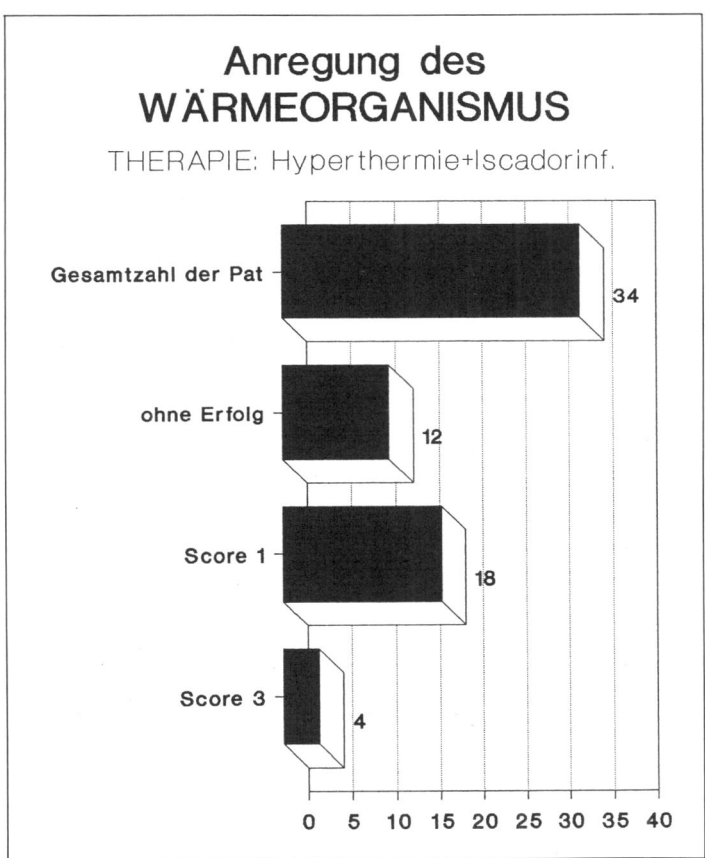

Abb. 7

Der Vorteil der QBC-Methode (Bestimmung des Differentialblutbildes mit Hilfe eines fluoreszierenden Hämatokritröhrchens) ergibt sich daraus, daß beim Anlegen der Infusion dem Patienten nur ein Mal Blut entnommen wird. Nach sieben Minuten Untersuchungszeit (bedingt durch die Laufzeit der Zentrifuge) wird der laufenden Infusion die benötigte Iscadormenge zugefügt.

Je nach Tageszustand des Immunsystems kann so die Dosierung individuell angepaßt werden und die Gefahr einer Unterdosierung oder die noch größere Gefahr einer Überdosierung vermieden werden.

4. Der Patient sollte mit einer Temperatursteigerung bis 38° Temperatur reagieren, höhere Werte sind nicht erwünscht und ambulant schlecht durchführbar.

Als Mistelpräparat wird der für die Karzinomerkrankung entsprechende Wirtsbaum *ohne* Metallzusatz gewählt, der Metallzusatz könnte eine allergische Reaktion fördern.

Als Warnhinweis muß noch einmal vermerkt werden, daß die Iscador-Infusion dem erfahrenen Arzt vorbehalten bleiben muß, da es sich hier einmal um eine stark immunstimulierende Maßnahme handelt, die auch immunologischer Kontrolle bedarf. Das heißt, diese Therapieform sollte nur durchgeführt werden, wenn es auch möglich ist, immunologische Kontrolluntersuchungen durchzuführen. Eine Überstimulation des Patienten, wie sie unter Infusionstherapie relativ leicht geschehen kann, kann zu einer lang dauernden Immundepression und damit zu einem unerwünschten therapeutischen Ergebnis führen.

Weiterhin kann es, wie bei anderen Medikamenten, die Fremdeiweiß enthalten, zu allergischen Reaktionen kommen. Diese würden sich in rasantem Fieberanstieg, Schüttelfrost, allergischem Exanthem sowie Schockzustand äußern. Das bedeutet, daß der durchführende Arzt über die entsprechende Kenntnis und die Medikamente zur Beherrschung einer allergischen Reaktion verfügt.

Zu denken ist hierbei an Antiallergika, Kalzium und eventuell Cortison. Die Möglichkeit zur Intubation muß gegeben sein.

Seit 1984 führen wir diese Iscador-Infusion in der Praxis durch an ca. zehn Patienten pro Tag. Eine stärkere allergische

Reaktion ist in dieser Zeit bei keinem meiner Patienten aufgetreten. Dies zeigt die gute Verträglichkeit, jedoch sollte man immer gegen Überraschungen gewappnet sein! Jeder neue Patient kann anders reagieren. Da wir in der allgemein-ärztlichen Praxis erleben, wie sehr allergische Erkrankungen oder Reaktionen zunehmen, empfehle ich jeweils eine Probeinfusion mit 1 Amp. 0,01 mg Iscador P auf 250 ml 0,9% NaCl.

Zur einfachen therapeutischen Kontrolle ohne Durchführung der Lymphozyten-Subpopulationsbestimmung dient das Differential-Blutbild des Patienten.

Auch wenn keine Immunbestimmungen durchgeführt werden können, soll zu Beginn der Therapie ein Differential-Blutbild angefertigt werden, das nach der Einleitungsbehandlung mit Serie 0 und eventuellem Übergang auf Serie II kontrolliert werden sollte. Eine Kontrolle ist sinnvoll nach zwei Monaten.

Erwünscht ist ein Anstieg der absoluten Lymphozytenzahl auf ca. 2000 und/oder eine prozentuale Zunahme der Lymphozyten auf ca. 30%. Weiterhin ist es sinnvoll, die Temperaturreaktion des Patienten zu kontrollieren. Eine leichte Temperaturerhöhung um bis zu 0,8° C ist therapeutisch erwünscht.

Um eine exakte Messung zu erreichen, sollte der Patient morgens *vor* dem Aufstehen (zwischen 6.00 und 7.00 h) rektal messen und dies nach 30minutiger Ruhe gegen 18.00 h wiederholen.

Fehlermöglichkeiten bestehen in der fiebersenkenden Reaktion von Schmerzmitteln und der Temperaturstarre erzeugenden Begleittherapie mit Zytostatika oder der antihormonellen Therapie. Andererseits kann aber auch körperliche Bewegung oder seelische Erregung das Meßergebnis verfälschen.

Leider gibt es eine bestimmte Anzahl von Patienten, bei denen trotz subkutaner Gabe von Iscador bzw. der Iscador-

Infusionstherapie eine Progredienz der Metastasierung oder überhaupt erst eine Metastasierung eintritt.

Hierbei versuchen wir durch die Verstärkung der Therapie noch einmal einen therapeutischen Erfolg zu erreichen. Aufgrund empirischer Erfahrungen hat sich hierbei für mich die Kombination der Infusions-Therapie mit der Infrarot-Hyperthermie nach Heckel ergeben.

Zusammengefaßt läßt sich das therapeutische Prinzip wie folgt erklären:

Bei vielen unseren Tumorpatienten finden wir eine absolute Temperaturstarre, d. h. die Patienten reagieren überhaupt nicht mit ihrer Körpertemperatur auf virale Reize. Viele Patienten haben in den letzten Jahren überhaupt keine fieberhaften Infekte durchgemacht. Andererseits wissen wir, daß durch Fieberschübe, wie sie z. B. durch ein Erysipel ausgelöst werden können, spontane Regressionen von Tumoren beschrieben worden sind.

Schon seit Jahrzehnten wird versucht, durch eine Erhöhung der Körpertemperatur künstliches Fieber zu erzeugen, um den gleichen Effekt zu erreichen.

Hierzu wurden in der Geschichte der Medizin verschiedene Verfahren gewählt, von der Anwendung der sogenannten Schlemm'schen Überwärmungsbäder bis hin zu Ganzkörper-Wachspackungen oder auch einer Saunabehandlung. Gezeigt hat sich auch, daß bösartige Zellen eine Thermotoleranz entwickeln können und daß diese Toleranz um so schneller eintritt, je langsamer die Temperatur ansteigt.

Es muß deshalb ein Verfahren gefunden werden, das gut steuerbar ist und einen relativ raschen Temperaturanstieg gewährleistet. Gleichzeitig muß die Methode für die Praxis geeignet sein. Hierfür ist die gute Steuerbarkeit der Methode absolut notwendig, d. h. die Unterbrechung der Therapie muß jederzeit möglich sein.

Dies ist z. B. mit der aktiven Fiebertherapie, d. h. durch

Injektion von Bakterienlysaten nicht möglich. Die Therapie erscheint mir deshalb für die Praxis selber als zu gefährlich, ein allergischer Schock ist nicht auszuschließen.

Nachdem einige meiner Patienten mit der von Dr. Martin Heckel entwickelten Infrarot-Hyperthermie sehr gute therapeutische Ergebnisse gezeigt hatten, setze ich diese Therapie seit sieben Jahren aktiv in meiner Praxis ein und kombiniere sie mit der Iscador-Infusion.

Nachgewiesen ist eine deutliche Immunstimulation unter Infrarot-Hyperthermie bis zu einer Temperaturhöhe von knapp 40° C. Darüber hinaus wirkt die Wärme zwar erheblich mehr kanzerostatisch, jedoch gleichzeitig immundepressiv, was unerwünscht ist.

Höhere Temperaturen könnten mit dieser Methode zwar erreicht werden, dies aber nur unter sehr großem Streß des Patienten und auch nicht unter den Bedingungen einer Allgemeinpraxis.

Bei der Infrarot-Hyperthermie nach Heckel liegt der Patient in einem Wärmebett mit allseitig geschlossenen Wänden, die jedoch jederzeit geöffnet werden können. Durch vier Infrarotlampen wird der Patient innerhalb einer Stunde von einer geschätzten Anfangstemperatur von 36,8° auf ca. 39,8° Celsius erwärmt. Gleichzeitig wird eine Iscador-Infusion durchgeführt, manchmal wird diese Therapie auch mit Chemotherapie kombiniert. Hier bietet sich insbesondere die Monochemotherapie mit Novantron® an.

Durch die Steigerung der Körpertemperatur können die Krebszellen nicht abgetötet werden, hierfür sind Temperaturen über 42° C notwendig. Die bessere Angreifbarkeit der Tumorzellen ist jedoch auch bei niedrigen Temperaturen gewährleistet. Gleichzeitig steigert die Iscador-Infusion die Aktivität der Natural-Killerzellen, so daß hier in einer Therapie zwei verschiedene therapeutische Strategien zusammengebracht werden.

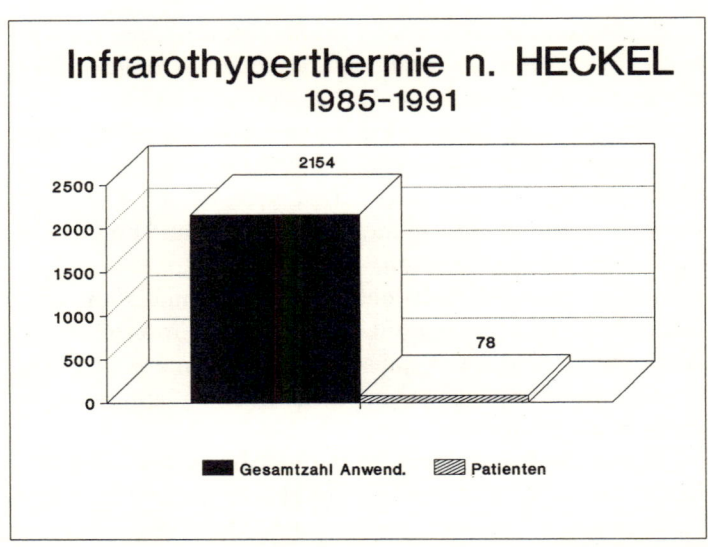

Abb. 8 △   Abb. 9 ▽

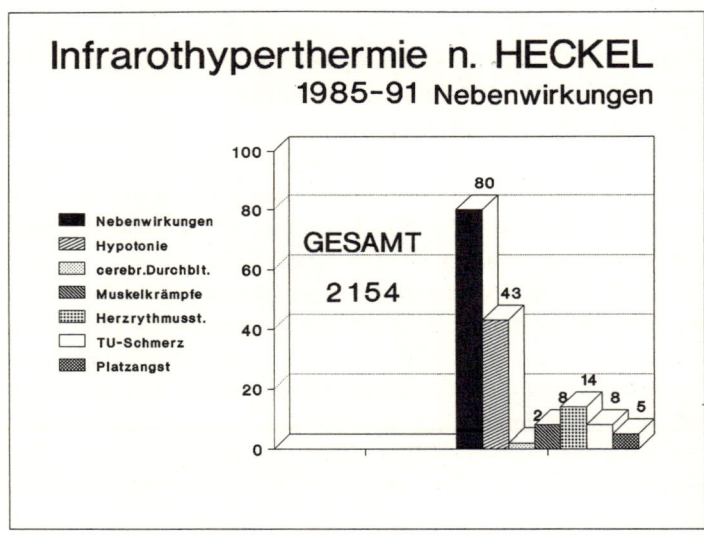

Für die Kombination mit der Monochemotherapie mit Novantron® ist eine Dosisreduktion bei gleicher Wirkung und natürlich stark reduzierten Nebenwirkungen möglich.

In meiner Praxis wurden bis zur Drucklegung 2154 solcher Behandlungen an insgesamt 78 Patienten durchgeführt. (Abbildung 8)

Diese Therapiekombination wurde insgesamt sehr gut vertragen. Als Nebenwirkungen traten insbesondere hypotone Kreislaufregulationsstörungen und Muskelkrämpfe auf. Beides konnte mit homöopathischen Medikamenten und Magnesiumgabe beherrscht werden. Über weitere seltene Nebenwirkungen informiert Abbildung 9.

Die Infrarothyperthermie wurde bei 24 Patienten alleine mit Iscador kombiniert, bei 22 mit Novantron, bzw. Farmorubicin (19) und Cyclostin (13). (Abbildung 10)

Abbildung 11 zeigt die Ergebnisse. Bei immerhin 24 von 78 Patienten konnten wir einen Tumorstillstand von wenigstens einem Jahr erzielen, wobei sich *alle* Patienten in einem metastasierenden Stadium befanden. Bei 29 betrug die Remissionsdauer wenigstens 6 Monate. Damit zeigten 53 von 78 Patienten einen therapeutischen Erfolg. Bei 20 Patienten verlief die Erkrankung weiter progredient, bei 5 Patienten konnte eine Akkzeleration nicht ausgeschlossen werden. Dies waren insbesondere Patienten mit extremer immundepressiver Wirkung der Chemotherapie mit entsprechend starker Vorbehandlung.

Die immunstimulierende Wirkung der Kombination Hyperthermie und Iscadorinfusion läßt sich an zwei Fallbeispielen zeigen.

Abbildung 12 zeigt die Stimulation der NK-Zellen bei einem Patienten mit einem metastasierenden malignen Melonam. Nach 10 Behandlungen und nachfolgender Therapiepause konnten die NK-Zellen von 3% auf 13% gesteigert werden. Auch der klinische Erfolg war ausgezeichnet.

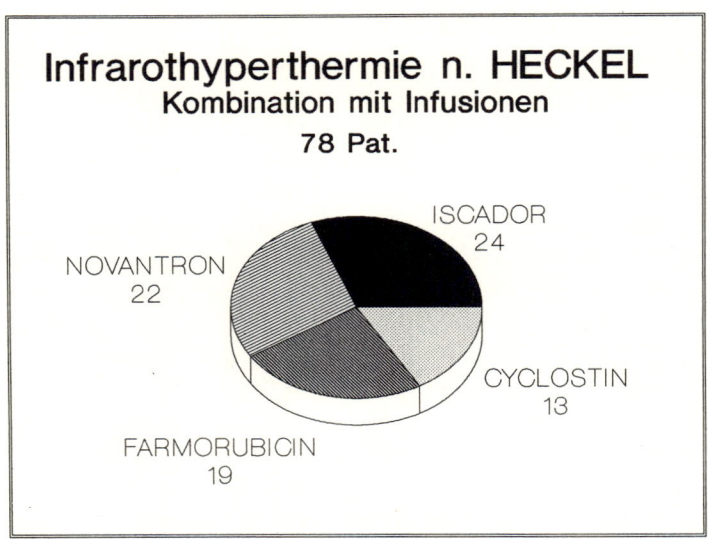

Abb. 10 △   Abb. 11 ▽

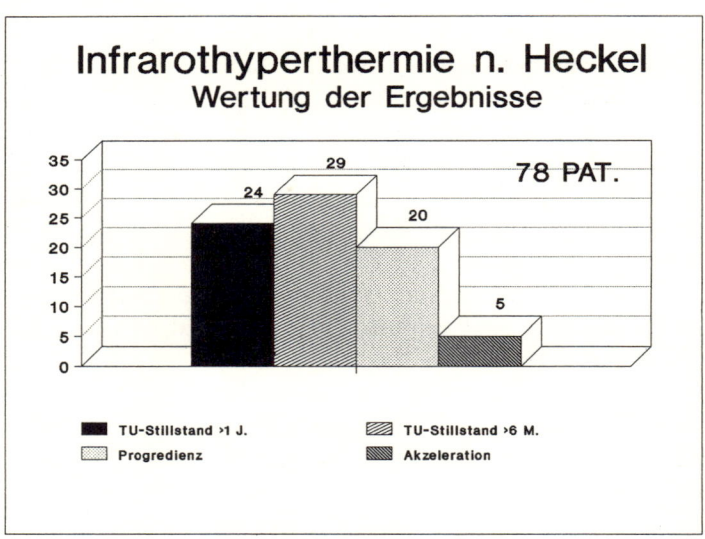

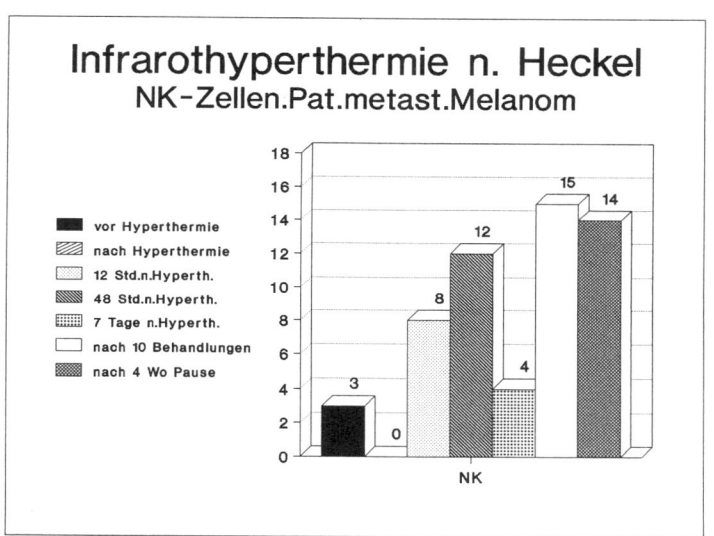

Abb. 12 △

Abb. 13 ▽

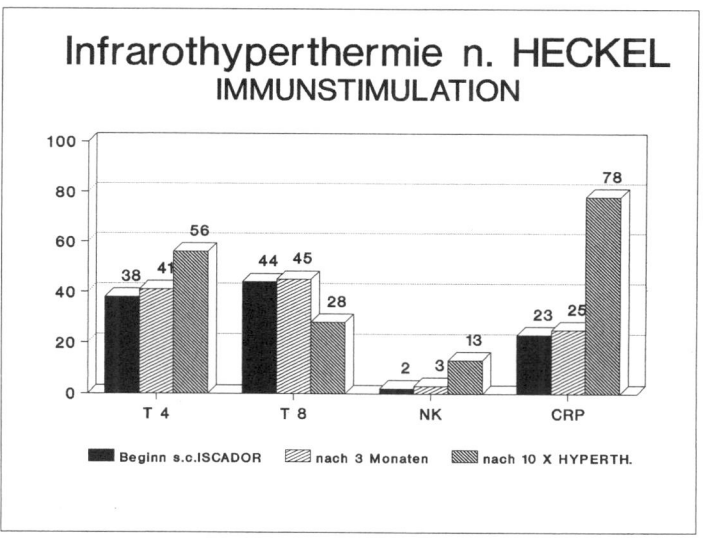

Abbildung 13 zeigt den Vergleich bei einer Patientin mit metastasierendem Mammakarzinom zwischen der alleinigen s.c. Injektion von Iscador und der Kombinationstherapie. Es konnten die T_4-Helferzellen deutlich stimuliert, die T_8-Suppressorzellen deutlich reduziert und die NK-Zellen stark vermehrt werden. Weiterhin zeigt sich hier eine deutliche Erhöhung des CRP als Ausdruck immunologischer Stimulierung.

Weitere interessante Untersuchungen wurden mit dem Tumormarker TPS (tissue peptid specific antigen)/Firma Biermann durchgeführt.

Die Mailänder Studie zeigt bei stabilen Tumoren Werte bis 20, bei langsam wachsenden Tumoren eine Steigerung bis 120, bei schnellwachsenden Tumoren bis 2500. Dabei gibt der Wert die Wachstumspotenz des Tumors an. Bei drei Patienten (Abbildung 14) wurde der Ausgangswert bestimmt, Pat. 1 wurde mittels Hyperthermie, die beiden anderen mit s.c. Injektion behandelt. Abbildung 15 zeigt die Situation nach zwei und nach fünf Monaten. Bei Pat. 1 deutliche Reduktion des Markers bei kleinster eindeutiger Verbesserung. Pat. 2 zeigt klinisch und laborchemisch keine Veränderung, Pat. 3 erlitt trotz s.c. Gabe von Iscador eine Progression, die mit dem Anstieg des TPS korrelierte.

Bei einem Patienten mit Colonkarzinom, Zustand nach Operation, zeigte der TPS schon lange vor Laborchemie und Sonographie die Progression an, ebenfalls lange vor Anstieg des CEA. (Abbildung 16) Dabei zeigt Abbildung 17 bei einer Patientin mit einem metastasierenden Mammakarzinom deutlich die Bedeutung des Wirtsbaumes. Trotz Steigerung der Therapie mit Iscador PcHg von der s.c. Gabe bis zur Hyperthermie konnte kein Durchbruch erzielt werden, wohl aber bei einem Wechsel auf Iscador Qu.

Dagegen die Erfahrung bei einem Patienten mit einem inoperablen Bronchialkarzinom, dessen Tumorerkrankung

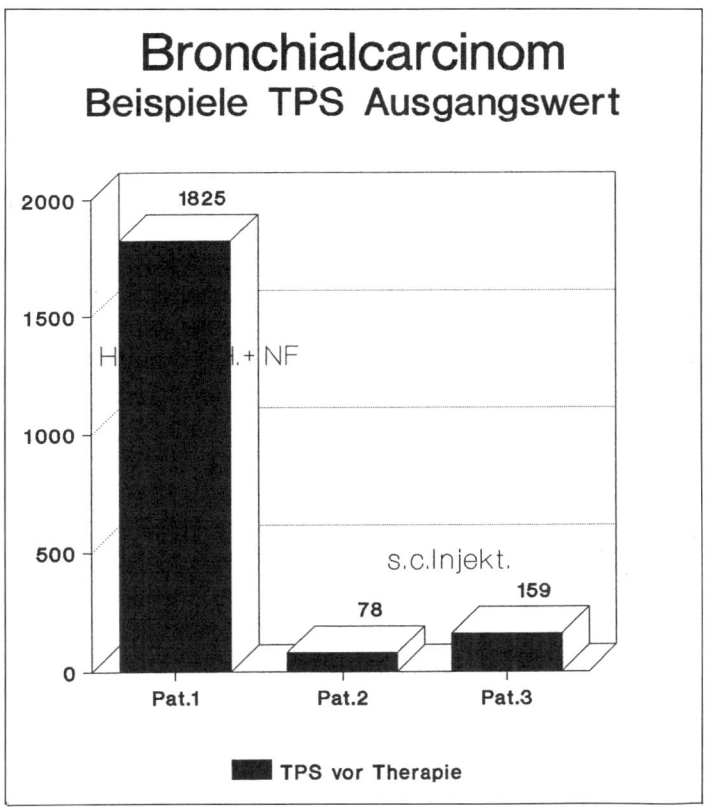

Abb. 14

erst durch Hyperthermie zum Stillstand gebracht werden konnte. (Abbildung 18)

Dies zeigt, wie individuell die Therapie eingesetzt werden muß, eine »Schematherapie« ist nicht möglich und bei der Verschiedenheit der Tumorerkrankungen und der einzelnen Stadien sowie bei der Individualität der Patienten hinsichtlich Motivation, Mitarbeit und individuellem Ansprechen auch nicht wahrscheinlich.

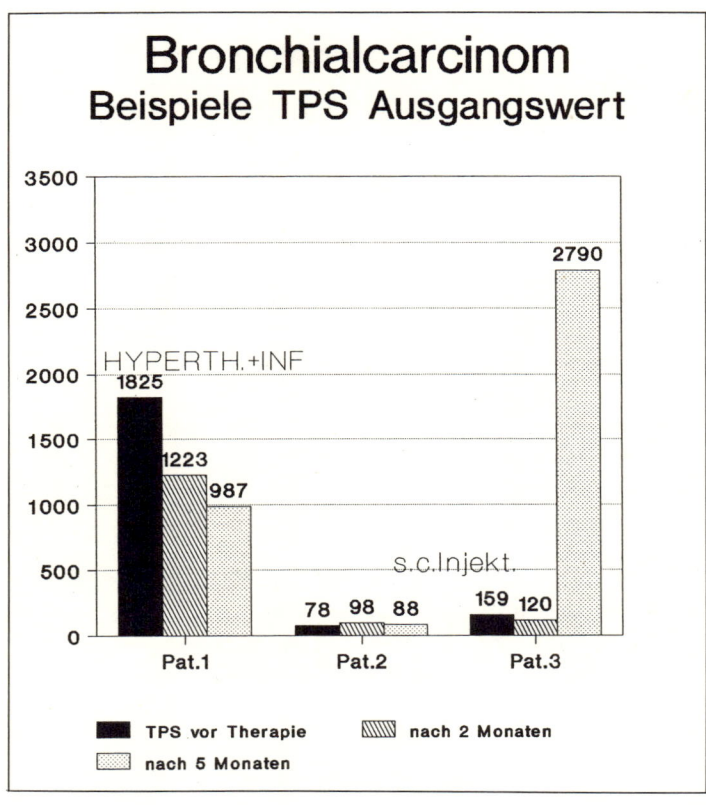

Bronchialcarcinom
Beispiele TPS Ausgangswert

Abb. 15

Es zeigt sich also, daß auch solche technischen Verfahren mit Iscador kombiniert werden können und erstaunliche therapeutische Erfolge zeigen. Es wird einem weiteren Band unserer Reihe vorbehalten bleiben, eine genaue Auswertung der Behandlungen und eine Einzelfallschilderung zu zeigen.

Aus den vorangehenden Ausführungen ergibt sich, daß die immunologische Kontrolle im Zusammenhang mit der Mi-

112

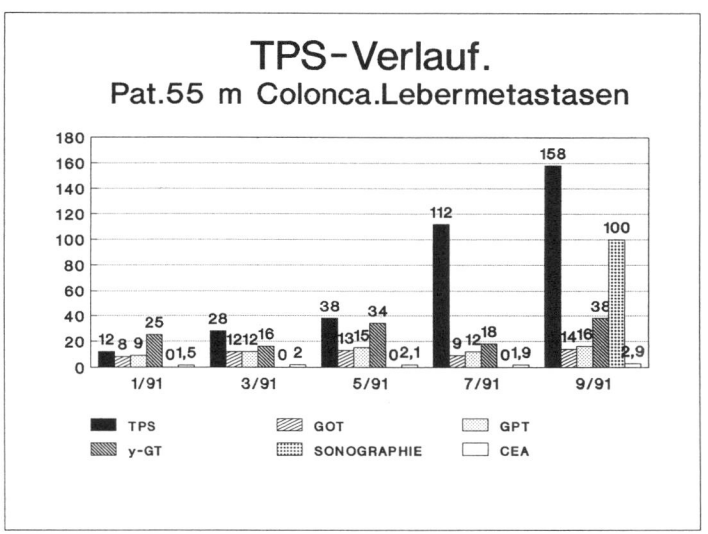

TPS-Verlauf.
Pat.55 m Colonca.Lebermetastasen

Abb. 16 △

Abb. 17 ▽

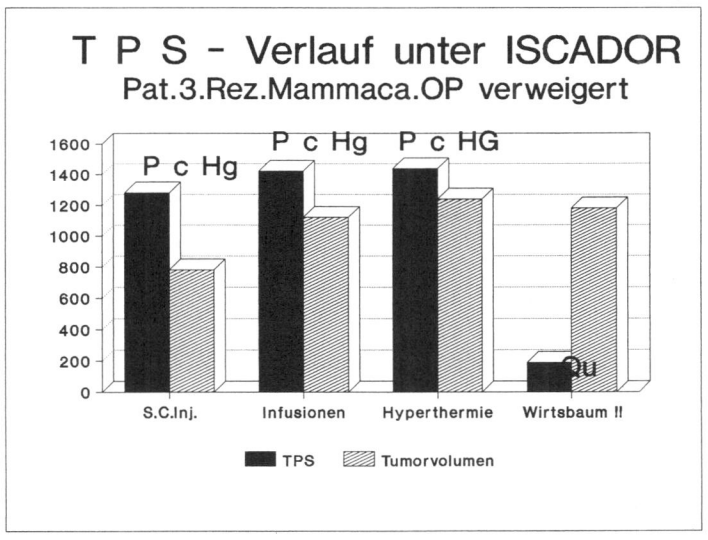

T P S - Verlauf unter ISCADOR
Pat.3.Rez.Mammaca.OP verweigert

113

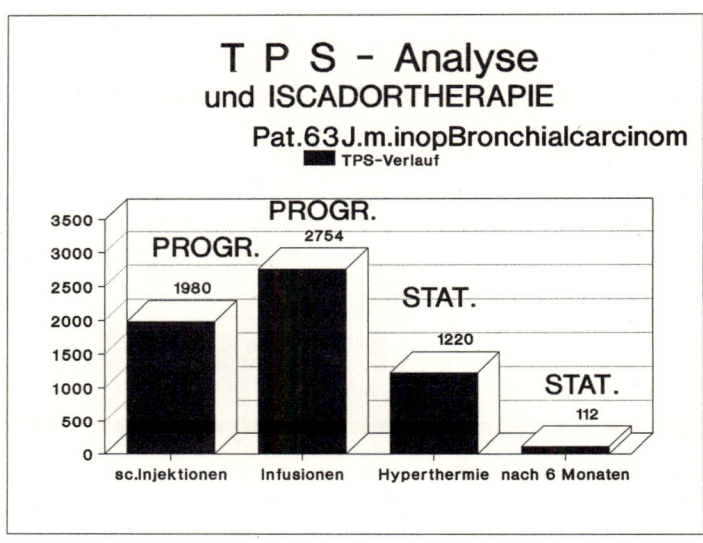

Abb. 18

steltherapie sinnvoll erscheint und die therapeutischen Ergebnisse deutlich verbessern kann.

Bei eingreifenden therapeutischen Verfahren wie bei der Iscador-Infusion oder der Kombination der Infusion mit der Infrarot-Hyperthermie nach Heckel ist die immunologische Kontrolluntersuchung unerläßlich, da ansonsten auch eine Immundepression erzeugt werden kann.

Weiterhin konnte gezeigt werden, daß auch alleine durch Immunsubpopulationsuntersuchungen Rezidive beim Patienten frühzeitig erkannt und einer Therapie zugeführt werden können. Eine weitere Möglichkeit besteht beim unklaren Anstieg von Tumormarkern in einem aktiven therapeutischen Tun im Gegensatz zu einem bloßen Abwarten, bis die Metastasierung offenkundig wird.

Noch einmal sei darauf hingewiesen, daß der Patient nicht aus der Summe seiner immunologischen Parameter besteht, sondern aus Leib, Seele und Geist, und daß nicht nur physische Faktoren das Immunsystem bestimmen, sondern daß auch seelische und geistige Faktoren hier wichtig sind und in die Therapie mit einbezogen werden müssen. Deshalb soll dieser Aspekt über den dargestellten Untersuchungen nicht vergessen werden.

Über die Organisation der Nachsorge und die Einbeziehung der Gesprächstherapie in die Nachsorge sowie die Anwendung der künstlerischen Therapie und der Heileurythmie wird in einem weiteren Band zu berichten sein.

Hans Christoph Kümmell
Die Herz-Kreislauf-Idee
52 Seiten, kartoniert

Peter Petersen
Retortenbefruchtung und Verantwortung
Anthropologische, ethische und medizinische Aspekte neuerer Fruchtbarkeitstechnologien
180 Seiten, kartoniert

Peter Petersen
Schwangerschaftsabbruch – unser Bewußtsein vom Tod im Leben
Tiefenpsychologische und anthropologische Aspekte der Verarbeitung
388 Seiten, kartoniert

Eveline Daub
Vorzeitige Wehentätigkeit
Ihre Behandlung mit pflanzlichen Substanzen.
Eine klinische Studie.
76 Seiten, kartoniert

Michael Debus, Thomas McKeen, Wolfgang Schad, Markus Treichler
Aids
Krankheit unserer Zeit
160 Seiten, kartoniert

VERLAG URACHHAUS STUTTGART

Schriften der Universität Witten/Herdecke:

Gerhard Kienle, Herbert Hensel, Karl-Ernst Schäfer
Wissenschaft und Anthroposophie
Impulse für neue Wege der Forschung
Im Auftrag der Freien Europäischen Akademie der Wissenschaften, hrsg. von Uwe Stave, mit einem Geleitwort von
B. C. J. Lievegoed
100 Seiten, 3 Abb., kartoniert

Entwicklung
Interdisziplinäre Aspekte zur Evolutionsfrage
Herausgegeben von *Wolfgang H. Arnold*
244 Seiten, 44 z. T. farbige Abbildungen, kartoniert
Mit Beiträgen von Wolfgang H. Arnold, Robert Hettlage, Andreas Knapp, Peter Koslowski, Reinhard Löw, Wolfgang Schad, Andreas Suchantke, Frank Teichmann, Herbert Witzenmann

Rainer Burkhardt, Gerhard Kienle
Die Zulassung von Arzneimitteln und der Widerruf von Zulassungen nach dem Arzneimittelgesetz von 1976
Stellungnahme der Zulassungs- und Aufbereitungskommission für die anthroposophische Therapierichtung am Bundesgesundheitsamt
96 Seiten, kartoniert

Gerhard Kienle, Rainer Burkhardt
Der Wirksamkeitsnachweis für Arzneimittel
Analyse einer Illusion
432 Seiten, kartoniert

VERLAG URACHHAUS STUTTGART